음식 중독

음식중독

1판 1쇄 발행 2015. 1. 12.
1판 6쇄 발행 2024. 9. 26.

지은이 박용우

발행인 박강휘
편집 박주란 | 디자인 안희정
발행처 김영사
등록 1979년 5월 17일 (제406-2003-036호)
주소 경기도 파주시 문발로 197(문발동) 우편번호 10881
전화 마케팅부 031)955-3100, 편집부 031)955-3200 | 팩스 031)955-3111

저작권자 ⓒ 박용우, 2015
이 책은 저작권법에 의해 보호를 받는 저작물이므로
저자와 출판사의 허락 없이 내용의 일부를 인용하거나 발췌하는 것을 금합니다.

값은 뒤표지에 있습니다.
ISBN 978-89-349-9335-3 13510

홈페이지 www.gimmyoung.com   블로그 blog.naver.com/gybook
인스타그램 instagram.com/gimmyoung   이메일 bestbook@gimmyoung.com

좋은 독자가 좋은 책을 만듭니다.
김영사는 독자 여러분의 의견에 항상 귀 기울이고 있습니다.

이 도서의 국립중앙도서관 출판시도서목록(CIP)은 서지정보유통지원시스템 홈페이지
(http://seoji.nl.go.kr)와 국가자료공동목록시스템(http://www.nl.go.kr/kolisnet)에서
이용하실 수 있습니다.(CIP제어번호 : CIP2014035038)

뇌를 자극하는 **맛의 역습!**
더 이상 스스로를 통제할 수 없다

음식중독
Food Addiction

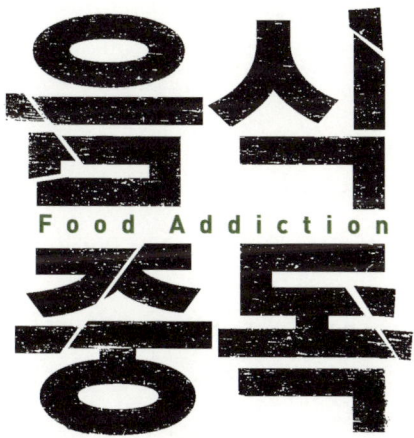

박용우 지음

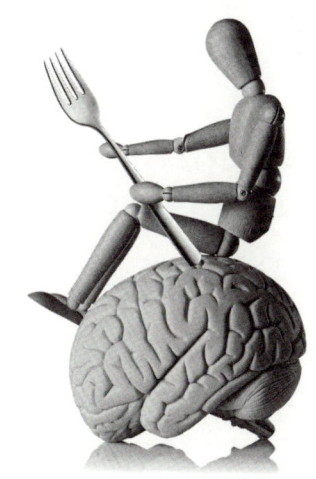

김영사

| 차례 |

009 | Prologue | 음식이 당신의 생존을 위협한다

Chapter 1 반복되는 실패와 원인

021 주체할 수 없는 식욕
026 마른 사람을 뚱뚱하게 만드는 시험
030 뚱뚱하다고 더 많이 먹지 않는다
034 세트포인트가 흔들리면 비만이 시작된다
039 식욕의 컨트롤러
046 비만의 원인은 렙틴 저항성
051 세트포인트와 렙틴 저항성
056 렙틴과 인슐린, 만성 스트레스
060 음식 중독에 주목하는 이유

위험한 유혹 음식 중독

- 069 현대인을 위협하는 유혹 음식 중독
- 072 비만과 폭식증
- 078 비만과 야식증후군
- 083 음식 중독과 의지력
- 086 **TIP** 예일 음식 중독 문진표
- 089 음식 중독의 메커니즘 ① 보상 시스템
- 095 음식 중독의 메커니즘 ② 좋아함과 원함의 차이
- 100 음식 중독의 메커니즘 ③ 인코딩과 조건반사
- 105 보상 시스템과 습관
- 108 보상 시스템과 비만

음식 중독의 요인

- 115 음식 중독의 요인 ① 만성 스트레스
  원시인류의 스트레스와 스트레스 반응 117 | 현대인의 스트레스와 스트레스 반응 119 | 스트레스와 알로스타시스 121 | 뱃살의 주범 124 | 만성 스트레스가 음식 중독으로 126

| 129 | 음식 중독의 요인 ② **수면 장애**
      수면의 과학 130 | 만성 스트레스와 수면 장애 133 | 수면 부족과 비만 134 | 줄어드는 근육량 136 | 수면 장애가 음식 중독으로 137

| 139 | 음식 중독의 요인 ③ **설탕**
      설탕의 성분 142 | 포도당 과당 액상과당 145 | 설탕을 덜 먹으려면 149

| 151 | 음식 중독의 요인 ④ **트랜스 지방**
      트랜스 지방이 많은 식품 152 | 트랜스 지방 얼마나 먹고 있나 153 | 트랜스 지방을 덜 먹으려면 154

| 157 | 음식 중독의 요인 ⑤ **밀가루**

음식 중독의 유형

| 163 | 세로토닌과 도파민
| 167 | 음식 중독의 유형 ① **강박형**
| 171 | 음식 중독의 유형 ② **충동형**
| 175 | 음식 중독의 유형 ③ **강박형+충동형**
| 177 | 음식 중독의 유형 ④ **감정형**
| 181 | 나는 음식 중독일까?

Chapter 5 음식 중독에서 벗어나기

189 음식 중독에서 벗어나고 싶다

191 음식 중독에서 벗어나기 ① **만성 스트레스 조절**
시작은 인식의 전환 191 | 예기불안에 벗어나라 193 | 철없이 살아라 195 | 가장 효과적인 무기는 운동 196 | 플러스 음식 vs 마이너스 음식 197 | 도움이 되는 영양제 198

200 음식 중독에서 벗어나기 ② **숙면**

205 음식 중독에서 벗어나기 ③ **세트포인트 조절**
피해야 하는 음식 206 | 단백질로 렙틴 저항성 개선 208 | 배고픔이 없는 하루 네 끼 식사 212 | 12시간의 공복 유지 213 | 실천 다이어트 지침 214

217 TIP **음식 중독과 약물 치료제**

218 저항력 키우기 ① **영양제 이용**

224 저항력 키우기 ② **자율신경의 균형 회복**

228 저항력 키우기 ③ **보상 시스템의 조절**
건강한 전전두엽 만들기 228 | 도파민 분비의 정상화 231 | 세로토닌 분비의 정상화 232

234 저항력 키우기 ④ **습관에서의 탈출**

238 나를 변화시키기 ① **가짜 배고픔에 속지 마라**

243 나를 변화시키기 ② **음식 앞에서 해야 할 생각**

246 나를 변화시키기 ③ **나를 사랑하고 용서하라**

251 | **Epilogue** | 중독의 실체를 안다는 것

음식이 당신의 생존을 위협한다

"사람은 무엇으로 사는가?"

이 질문에 대한 답은 사람마다 다르다. 삶을 바라보는 기준, 생각하는 기준, 사람과 사물을 대하는 태도 등 가치관이 모두 다르기 때문이다.

"사람은 어떻게 살 수 있는가?"

이 질문에 대한 답은 사람마다 똑같다. 먹어야 산다.

오랜 굶주림은 생명의 끝을 알리는 적신호이며 먹지 않으면 우리의 삶은 지속될 수 없다.

원시인류에게는 위의 두 가지 질문 모두 의미가 없었다. 음식이 늘 부족했기에 생존을 위한 사냥과 채집 말고는 삶에 의미를 부여할 여유가 없었다. 음식에 대한 탐닉은 사치였다. 언제 또 굶을지 모르는 상황에 대비해 먹는 데에만 열중했다. 음식은 곧 생존이었다.

그러나 현대인은 원시인류처럼 오직 생존을 위해 먹지 않는다. 맛집을 찾아다니며 음식을 즐기고, 음식으로 치료를 꾀하고, 먹는 행위에 삶의 의미를 부여하기도 한다. 어떤 이에게 음식은 집착이자 중독이다.

만성 스트레스에 시달리는 현대인은 진짜 배가 고파서 음식을 찾는 생리적 배고픔을 잘 모른다. 정해진 시간이 되면 습관적으로 음식을 먹고 배고픔을 해결한다. 게다가 스트레스를 받을 때마다 주위에 널려 있는 음식을 얼른 입으로 가져간다. 심리적 배고픔이다. 생리적 배고픔에 심리적 배고픔이 더해지니 우리 몸은 더 이상 에너지가 필요하지 않는데도 충동적으로 과식이나 폭식을 한다.

최근 신문이나 방송, 잡지를 보면 '음식 중독'이라는 표현이 심심치 않게 나온다. 알코올 중독, 니코틴 중독 등은 이미 오래전부터 들어왔고 설탕 중독, 탄수화물 중독이라는 말이 나오는가 싶더니 급기야 음식 중독이라는 말이 신조어로 떠오르고 있다. 매일 먹는 음식에 듣기만 해도 소름 끼치는 '중독'이라는 단어를 붙이다니 충격적이기까지 하다.

중독의 기본 증상은 갈망이다. 갈망이란 글자 그대로 '간절히 바란다'는 뜻이다. 달콤한 음식을 찾기 위해 냉장고와 찬장을 뒤지고, 과자나 초콜릿을 찾지 못하면 편의점으로 달려가서라도 사서 먹어야 욕구가 해소된다.

중독의 또 다른 증상은 내성耐性이다. 처음엔 초콜릿 한 조각만 먹어도 기분이 좋아졌는데 조금씩 먹는 양을 늘려야 예전의 즐거움을 느낄 수 있다. 웬만큼 먹어서는 성에 차지 않는다. 나중에는 온 가족이 먹을 양의 초콜릿을 혼자 다 먹어야 직성이 풀린다.

다음은 금단증상이다. 약물 중독 환자가 갑자기 약을 끊으면 식은땀이 나거나 불안해지며, 일시적 환각을 보이기도 하고, 심각할 때에는 의식을 잃는다. 매일 과자를 달고 살던 사람이 살을 빼겠다고 갑자기 과자나 케이크 같은 단 음식을 끊으면 처음 하루 이틀 정도는 견딜 수 있지만 두통, 무력감, 메스꺼림, 짜증, 우울감 때문에 3일을 넘기지 못하고 다시 단 음식을 입에 댄다.

실제로 단 음식은 뇌의 쾌감 중추를 자극해 몸이 필요로 하는 양보다 더 많이 먹게 만든다. 생리적으로 필요한 만큼 음식이 들어오면 '배가 부르다'는 포만감 신호를 보내 수저를 내려놓게 만드는 몸속 조절 기능을 무시해버리고 필요량보다 더 먹게 만드는 것이다. 단 음식이 신진대사를 조절하는 호르몬 분비 체계를 흐트러뜨렸기 때문이다.

그렇다면 어느 정도가 되어야 음식 중독이라고 할 수 있을까?

'생리가 시작될 무렵이면 초콜릿이 무척 당긴다. 그래서 집에 있는 초콜릿 한 통을 다 먹었다.'

'점심을 먹은 후에는 달달한 설탕 커피를 습관적으로 마신다.'

우울감과 우울증이 다르듯 어쩌다 음식을 과식하거나 폭식했다고 해서 모두 음식 중독이라고 말할 수 없다.

과연 음식 중독의 기준은 무엇일까? 다음은 일반적으로 알려진 '중독'의 기준에 맞춰 내가 만들어 본 음식 중독의 항목이다. 체크해보자.

> ✓ **Checklist** 나는 음식 중독인가?
>
> ☐ 음식을 먹을 때면 생각한 것보다 훨씬 많은 양을 남기지 않고 다 먹는다.
>
> ☐ 배가 부른데도 계속 음식을 먹고 있다.
>
> ☐ 가끔 먹는 음식의 양을 줄여야 하는 게 아닌가 하는 걱정을 할 때가 있다.
>
> ☐ 하루 중 많은 시간을 과식 때문에 축 처져 있거나 피로감을 느끼면서 보낸다.
>
> ☐ 음식을 지나치게 많이 혹은 자주 먹느라 업무 시간, 가족·친구들과 어울리는 시간, 중요한 약속이나 여가 활동에 지장을 받은 적이 여러 번 있다.
>
> ☐ 음식을 일부러 끊거나 줄였을 때 금단증상(불안, 짜증, 우울감이나 두통 같은 신체 증상)이 나타난다.
>
> ☐ 불안, 짜증, 우울감이나 두통 같은 신체 증상 때문에 음식을 찾아 먹은 적이 있다.
>
> ☐ 특정 음식을 일부러 끊거나 줄였을 때 그 음식을 먹고 싶은 강렬한 욕구를 경험한 적이 있다.

위 문항 중 해당 사항이 3개 이상이면 음식 중독이 아닌지 의심해 보아야 한다.

음식 중독으로 고민하는 사람들

'당신을 리셋RESET하라.'

살과의 전쟁을 치르는 사람들에게 도움을 주고자 내가 운영하는 개인 블로그의 이름이다. 이곳에는 다이어트를 하면서 겪는 갖가지 어려움에 대해 호소하는 글이 많이 올라온다. 그 가운데 몇 개를 소개해 본다.

● 20대 후반의 아기 엄마입니다

20대 초반에 스트레스를 받아 몸무게가 50kg까지 빠졌다가 폭식증으로 65kg까지 쪘어요. 그 뒤부터 몸매에 집착하게 되고 식이 장애 증상까지 보이더라고요. 토하진 않고요.

탄수화물 중독에 시달렸어요. 강박증이 약간 있어 늘 칼로리 계산하며 음식을 먹으면서 60kg을 겨우 유지하다가 입덧으로 살 빠지고 육아에 전념하다보니 49kg까지 빠졌어요. 마른 몸을 유지하려고 음식의 유혹을 뿌리치고 적게 먹으면서 원래 체중을 유지하려고 발버둥 치고 있지만 결국 반년 만에 5kg 정도 더 쪘어요. 매일매일 스트레스를 받으니 음식에 더욱 집착하게 돼요.

박사님이 주장하는 탄수화물 중독, 렙틴 저항성⋯⋯ 다 저에게 해당되는 것 같아 말씀대로 제 몸을 리셋하기 위해 좋은 음식을 먹으려고 했어요. 체중을 줄일 필요는 없다고 느껴서 양도 충분히 먹었어요. 단 음식이 당길 땐 과일을 먹고 저탄수화물 음식에 단백질도 챙겨 먹고요. 그런데 4일째 되는 날 결국 참지 못하고 터져버렸어요.

제가 몸과 마음 모두 문제가 있다는 건 잘 알고 있어요. 좋은 음식을 먹음으로써 제 몸을 리셋해야 한다는 것도, 강박증에서 오는 스트레스를 떨쳐버리기 위해 노력해야 한다는 것도요.

그런데 박사님 말씀대로 해도 결국 음식 중독 때문에 며칠 못 가고 고탄수화물 음식에 매달리게 되는데 어떻게 해야 할까요? 이제는 건강한 체중을 유지하는 게 목표인데 왜 이렇게 실천하기 힘들까요. 실패하더라도 계속 시도해야 할까요?

● 저는 탄수화물 중독에 빠져 있습니다

전문가의 도움이 필요하다는 것은 아는데 현실적으로 힘든 상황이라 혼자 고치려고 노력해보았지만 의지 문제가 아니라는 사실을 깨달았어요. 살이 꾸준히 찌는 것은 물론이고 스트레스와 강박증도 심합니다.

선생님 말씀대로 저탄수화물 고단백 식단으로 먹으려고 하는데, 지금 중요한 시험을 앞두고 있어서 잠을 5시간 이상 잘 수 없어요. 수면 시간이 무척 중요하다고 하셨는데 이제 어떻게 해야 할까요?

● 탄수화물 중독인 것 같아요

현재 166cm에 58kg이고 탄수화물 음식에 대한 갈망이 심해 스트레스를 받고 있어요. 저는 살이 빠지고 안 빠지고는 별로 중요하지 않고 탄수화물 중독, 강박적인 음식 중독에서 하루빨리 벗어나고 싶어요. 그런데 어떻게 해야 할지, 그리고 어떤 치료를 할 수 있는지 궁금합니다. 너무나도 오랫동안 시달린 탓에 갖가지 이론과 정보는 잘 알지만 혼자서는 절대 해결할 수 없다는 걸 매번 느껴요. 인터넷에 나와 있는 자가 테스트를 해보면 거의 모두 해당되는 정도예요. 밖에서 끼니를 해결해야 하는 상황도 그렇고, 고탄수화물 음식을 폭식하는 바람에 공부하는 데도 지장이 많은데 조언 좀 부탁드릴게요.

● **매일 빵을 먹고 있어요**

제가 탄수화물 중독 같아요. 밥을 먹어도 단 음식을 찾고 매일매일 빵이 먹고 싶어요. 배가 불러도 뭔가 자꾸 먹고 싶어요. 최근 6개월 만에 6~7kg이나 쪘어요. 벗어날 수 있는 방법 좀 알려주세요.

혹시 자신의 고민과 같다고 느껴지지 않는가? 날씨 탓인지 괜히 기분이 울적할 때, 나보다 못하다고 생각한 동료가 직장 상사에게 인정받거나 먼저 승진해서 스트레스가 왕창 밀려올 때, 남자 친구에게서 연락도 뜸해지고 외로움이 느껴질 때, 여러분은 어떤 행동을 했을까?
'나도 모르게 무엇인가를 먹고 있다.'

먹고 있는 순간만큼은 마음이 편안하고 가슴을 답답하게 하던 온갖 스트레스도 말끔히 사라진다. 하지만 그때뿐, 음식을 먹고 난 후에는 곧바로 후회와 자책감이 밀려온다.

'그래, 모든 게 내 탓이야. 약해 빠진 의지로 무얼 하겠어? 에이, 모르겠다. 일단 이것만 먹고 보자. 그런데 이러면 살찌는 데 어떡하지?'

스트레스를 풀겠다고 먹은 음식이 오히려 스트레스가 되어 부메랑처럼 되돌아온다. 이런 악순환은 좀처럼 끊기도 어렵다.

도대체 왜 이런 현상이 벌어질까? 왜 스트레스를 받으면 음식이 당길까? 왜 음식을 먹으면 그때만큼은 스트레스가 줄어들고 심리적 위안을 얻을까? 왜 음식을 먹고 나서 좋아진 기분은 오래가지 않을까? 살찔까봐 두려워하면서도 왜 먹는 걸 줄이지 못할까?

음식에 대한 집착이 머릿속에서 떠나지 않는다. 몸이 망가진다는 사실을 잘 알면서도 뇌는 음식으로 손을 뻗게 만든다. 먹으면 안 되는데 나도 모르게 음식을 먹고 있다. 배가 불러 더 이상 음식이 들어갈 자리가 없는데도 손은 계속 음식을 입으로 집어넣는다. 어느새 나는 음식 중독에 빠져 있는 것이다!

지난 20여 년 동안 비만 치료를 해오면서 다이어트에 실패한 사람, 특히 계속되는 요요 현상이나 폭식증, 거식증 때문에 고통 받는 사람을 많이 만났다. 그리고 이들이 달고 기름진 음식에서 벗어나지 못하는 건 단순히 의지력이 약해서가 아니라는 사실을 깨달았다. 음식을 먹는 행위도 니코틴이나 알코올 중독처럼 본인의 의지력을 넘어 전문가의 도움이 필요한 중독 수준의 환자가 많았다.

상담과 치료를 위해 '음식 중독'이라는 주제에 대해 깊은 관심을 갖고 열심히 관련 자료를 찾아보았지만, 그 과정에서 음식 중독이 아직까지 질병으로 확립되지 않았다는 사실만 알 수 있었다. 아울러 최근 들어서 전 세계적으로 학자들의 관심을 끌고 있는 분야임도 확인했다.

이 책에서는 여러 자료들과 나의 경험을 바탕으로 음식 중독의 실체와 음식 중독에서 벗어날 수 있는 대안을 모색해보려고 했다. 아직 시작 단계이지만 음식 중독은 물론 음식으로 고통 받는 모든 사람들에게 도움이 되기를 바란다.

2015년
박용우

세트포인트는 평생 한 곳에 머무르지 않는다. 특히 한 번 올라간 세트포인트는 좀처럼 내려오지 않는다. 체온은 38.5도까지 올라가도 조치를 취하면 36.5도로 다시 떨어지지만, 한 번 올라간 **세트포인트는 웬만한 노력으로는 끌어내리기 힘들다.** 한 번 올라가면 내려가기는커녕 몸을 망가뜨리면서 야금야금 계속 올라가는 경향을 보이기까지 한다.

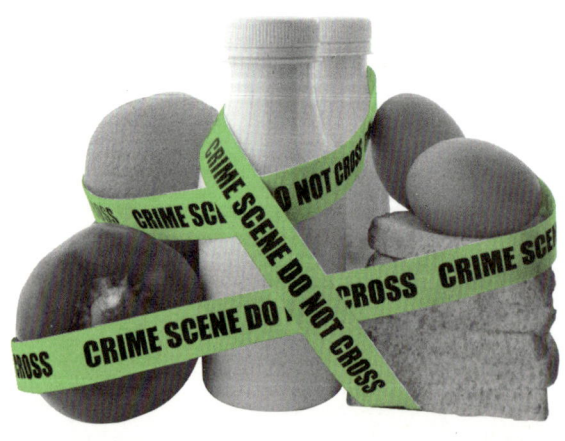

Chapter 1
반복되는 실패와 원인

주체할 수 없는
식욕

　배가 고프면 음식을 먹고 배가 부르면 음식을 그만 먹는다. 인류가 오랫동안 지니고 있던 생활 습관이다. 일부 귀족은 시도 때도 없이 포만감이 극도에 이르도록 먹었다고 하지만, 대부분은 다시금 허기가 져야 음식을 찾아 먹었다. 지금처럼 단돈 1,000원만 있어도 언제 어디서든지 먹을거리를 얻을 수 있는 시대가 아니었기 때문이다.

　몸이 건강하려면 배가 고플 때 음식을 먹어야 한다. 이를 '생리적 배고픔'이라고 하는데, 현대인은 도대체 배고픔을 느낄 겨를이 없다. 온갖 음식으로 꽉 차 있는 냉장고, 거리마다 한 집 걸러 늘어선 식당, 밝은 조명 아래 수많은 식품이 진열되어 있는 마트 등 손만 뻗으면 언제든 음식을 먹을 수 있는 환경에 살기 때문이다.

　현대인이 생리적 배고픔을 느끼는 순간이 딱 하나 있긴 하다. 굶으면서 다이어트를 할 때이다. 밤낮으로 쉬지 않고 들어오던 음식이 갑자기 뚝 끊긴 상황, 우리 몸은 어떻게 반응할까? 먼저 가장 민첩하게 꿈틀거리는 것은 생존에 필요한 생리적 욕구인 식욕이다. 식욕은 먹어야 산다는 심정으로 굶는 내내 더 강렬하게 우리의 몸과 정신을 뒤흔든다.

몇 날 며칠을 굶주리면 나무껍질이라도 벗겨서 삶아 먹을 수 있는 게 우리 몸이다. 그런데 의도적으로 굶주리면 몸의 변화는 물론 정신적 변화로 고통을 겪는다. 주된 원인은 주체할 수 없을 정도로 올라오는 식욕 때문이다. 지금까지 우리가 주의를 기울이지 않았던 식욕이 세상의 내로라하는 다이어트도 실패하게 만드는 가장 큰 이유이다.

다이어트와 식욕의 관계를 잘 보여주는 임상 시험 두 가지를 소개한다.

제2차 세계대전이 막바지에 이르던 1944년 11월부터 1945년 12월까지 미국 미네소타 대학교에서는 흥미로운 임상 시험을 했다. 젊고 건강한 남성 지원자 36명을 대상으로 극단적인 다이어트를 시켜보았다. 이 시험의 본래 목적은 다이어트의 효과를 보는 것이 아니라 전쟁으로 영양 결핍에 빠진 사람들의 회복을 돕기 위한 프로그램을 개발하는 것이었다.[1]

시험 대상자들은 6개월 동안 평소 먹는 양의 절반만 먹었고, 일주일에 35km를 걷는 운동을 시작했다. 6개월이 지나자 이들의 체중은 실험 전보다 평균 25% 줄어들었다. 그다음 3개월은 식사량을 늘리되 영양 회복 프로그램에 따라 먹었고, 이후 2개월은 칼로리를 제한하지 않고 원하는 만큼 마음껏 먹었다. 연구진들은 약 1년간 이들의 신체적·정신적 변화를 관찰했다.

먼저 이들의 신체 변화를 살펴보면 다이어트를 시작하기 전보다 기초대사량이 무려 40%나 떨어졌다. 다이어트 기간 동안 몸으로 들어오는 에너지원이 줄어드니 극도로 에너지를 아껴야 하기에 몸이 신진대사 속도를 떨어뜨리는 것은 당연한 일이었다. 하지만 생각보다 큰 변화에 연구진들은 충격을 받았다.

시험 대상자의 신진대사가 떨어진 이유는 몸속에 쌓여 있는 비상식량인 지방을 최대한 아껴서 생존하려는 몸의 전략이었다. 하지만 장기간의 과도한 다이어트로 일부 시험 대상자들은 부작용 증세로 심한 부종이 나타났다. 이는 몸에 단백질이 부족하다는 의미였다. 또한 혈압, 체온, 안정 시 맥박 수, 콜레스테롤 수치에도 큰 변화가 있었다. 건강에 심각한 이상이 생긴 것이다.

연구진들이 더욱 놀란 것은 시험 대상자의 신체적 변화보다 정신적 변화였다. 이들은 다이어트 기간 동안 음식에 대해 심각한 집착을 보였다. 이런 증세는 결과적으로 극심한 정서 불안, 우울과 초조감, 건강염려증 같은 정신과적 문제로 이어졌다. 성적인 관심이나 욕구, 집중력, 이해력, 판단력도 급격히 떨어졌다. 심지어 일부는 자해를 하기도 했다.

이들의 관심사는 오로지 음식뿐이었다. 언제 또 굶을지 모르는 불안을 없애고 당장의 안정적인 생존을 위해 식욕만 늘어나는 상황이 되었다. 그러다보니 사회적 활동은 위축되었고 자연스레 사회와 격리되었다.

다이어트가 끝난 후 회복기를 살펴보면 일부 참가자는 엄청난 양의 음식을 먹고서도 배가 고프다고 했다. 한 참가자는 하루에 6,000칼로리의 식사를 하고도 틈이 날 때마다 군것질을 했다. 건강한 젊은 성인 남성이 하루에 먹는 섭취량이 약 2,500칼로리라고 한다면 일반적인 성인 남성의 하루 섭취량보다 2.5배나 많이 먹은 셈이다.

몇 년 전 영국의 한 식당에서 아침 식사로 6,000칼로리를 한 시간 안에 먹으면 음식 값을 받지 않겠다고 해서 화제가 된 적이 있었다. 식단은 베이컨 12조각, 소시지 12개, 달걀 6개, 블랙 푸딩 4조각, 빵과 버터 4조각, 토스트 4조각, 튀김빵 4조각, 감자 2개, 치즈 8개와 오믈렛, 버섯, 콩, 토마토 등……. 이 정도의 음식을 먹고도 군것질을 한다니 상상이 되는가?

아무튼 회복기를 거치면서 이들의 체중은 임상 시험 시작 전 수준으로 돌아왔지만 정신은 본래 상태로 금방 회복되지 않았다. 음식에 대한 집착, 즉 갈수록 왕성해지는 식욕이 회복을 오랫동안 방해했다.

이번에는 고도비만 환자를 대상으로 한 또 다른 다이어트 임상 시험을 살펴보자.

미국 록펠러 대학교의 마이런 글룩스만 Myron Glucksman 박사와 줄스 허시 Jules Hirsch 박사는 체중을 줄이기 위해 병원을 찾은 고도비만 환자 6명을 대상으로 8개월 동안 다이어트를 실시했다. 식단을 철저히 통제하기 위해 이들을 병원에 입원시켰다.

임상 시험을 시작하기 전 이들의 평균 체중은 150kg이었다. 8개월 뒤에는 평균 40kg의 체중이 줄었다. 이들은 처음 6주와 마지막 6주는 체중 유지기로 식단 통제를 받지 않았고, 그 사이인 15주는 하루 평균 600칼로리의 유동식만 먹었다.

칼로리를 제한한 식이요법 때문에 체중 감량 기간 동안 이들의 기초대사량은 25% 정도 떨어졌다. 그러나 다이어트 회복기를 거치면서 일부를 제외하고 이들의 체중은 본래대로 돌아왔다. 물론 이들이 다시 뚱뚱해지길 원했던 건 분명 아니었을 테지만 말이다.[2] 정신적 변화를 보면 우울과 초조감 등 정신과적 문제로 고통을 겪었다. 미네소타대학교의 연구와 비슷한 결과였다.

두 임상 시험 결과를 통해 음식의 양을 줄이는 다이어트가 몸과 정신을 병들게 한다는 사실을 알 수 있다. 특히 칼로리를 제한하는 식이요법은 오히려 과도한 식욕을 불러일으켜 다이어트에 절대 성공할 수 없다는 사실도 증명된 셈이다.

마른 사람을
뚱뚱하게 만드는 시험

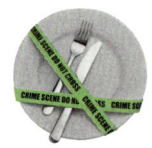

식욕 때문에 다이어트에 성공하기 어렵다면 그 반대는 어떠할까? 마른 사람에게 일부러 많이 먹여 체중을 늘려놓으면 식욕도 덩달아 늘어나 체중을 유지할 수 있을까?

미국 버몬트 대학교의 이단 심스Ethan Sims 교수는 학생들 중에 비만인 적이 없었고 가족력 또한 없는 4명의 지원자를 모아 '의도적 비만'을 만들어보기로 했다. 하루 평균 3,000칼로리를 먹던 연구 대상자들은 3~6개월 동안 두 배인 6,000칼로리 이상을 지속적으로 섭취했다.

심스 교수는 임상 시험이 끝나면 이들의 체중이 50% 정도 늘어날 것으로 기대했다. 하지만 결과적으로 체중은 12%밖에 늘지 않았다. 심스 교수는 '체중은 억지로 늘릴 수 없나보다. 혹시 자신도 모르게 평소보다 많이 들어오는 칼로리를 연소하기 위해 신체 활동을 늘리는 것은 아닐까?'라는 가정을 해보았다. 그리고 자신의 가정이 맞는지 확인하기 위해 이번에는 신체 활동의 제약을 받는 죄수들을 상대로 임상 시험을 진행했다. 교도소에 수감된 19명의 죄수들에게 7~8개월 동안 평균 3,500칼로리를 먹게 했다.

하지만 이 연구에서도 기대한 만큼 체중이 늘어나지 않았다. 죄수들은 평균 21%의 체중 증가를 보였는데, 이 수치는 임상 시험 시작 2개월 뒤나 8개월 뒤나 똑같았다. 즉 2개월이 지나면서 이들의 체중은 더 이상 늘지 않았다. 무려 하루에 1만 칼로리까지 섭취량을 늘린 사람도 있었지만 좀처럼 체중은 늘지 않았다. 죄수는 학생과 달리 신체 활동의 제약을 받는다는 점을 고려하면 12%와 21%는 두드러진 차이가 아니었다.

두 연구의 공통점이 있다면 임상 시험이 끝난 후 몇 주 이내에 학생이나 죄수 모두 원래 체중으로 되돌아왔다는 사실이다. 체중 감량을 위해 일부러 다이어트를 하지 않아도 이들의 몸은 다시 평소대로 회복되었다.[3]

미네소타 대학교, 록펠러 대학교, 버몬트 대학교의 실험 결과를 통해 알 수 있는 것은 무엇일까? 우리 몸의 체중은 특정 기간 일부러 다이어트를 하거나 살을 찌운다고 해도 어느 정도 시간이 지나면 다시 원래대로 돌아온다는 사실이다. 그 이유는 우리 몸에는 스스로 세팅해놓은 체중 유지 시스템이 자리하고 있기 때문이다.

뚱뚱한 사람이 체중을 줄일 목적으로 음식을 적게 먹으면 몸은 식욕을 늘리거나 신진대사 속도를 줄여 변화에 저항한다. 반대로 마른 사람이 살을 찌우기 위해 음식을 많이 먹으면 식욕을 줄이거나 신진대사 속도를 늘려 변화에 저항한다. 즉 우리 몸은 외부 환경의 변화에 매우 민감하게 반응하면서 원래의 체중을 유지하려고 한다. 따라서 단순히 칼로리를 줄이고 늘리는 계산식만으로는 체중 감량이나 체중 증가를 예측할 수가 없다.

한 번쯤 물속에 들어가 누가 오래 버티는지 내기를 해본 적이 있을 것이다. 내기에서 이기려고 최대한 숨을 참아보지만 결국 얼마 버티지 못하고 얼굴을 물 위로 내밀어 가쁜 숨을 몰아쉰다. 숨을 쉬어서 생존하려는 본능적 충동이 숨을 참으려는 의지력을 뛰어넘기 때문이다.

체중도 마찬가지이다. '일부러' 체중을 줄여놓으면 몸은 이를 견디지 못하고 본래 체중으로 돌아가거나 더 늘어난다. 본래 체중으로 돌아가려는 충동이 변화된 체중을 유지하려는 의지력을 뛰어넘기 때문이다.

이처럼 의지력으로 제어되지 않는 본능적 충동은 어디에서 올까? 우리는 부모님에게서 유전자를 물려받았다. 유전자에는 우리 몸속의 에너지를 얼마나 효율적으로 사용할지 혹은 얼마나 방만하게 사용할지에 대한 정보도 들어 있다.

비쩍 마른 사람은 칼로리를 풍족하게 사용한다. 아무리 많이 먹어도 살이 찔 걱정이 없다. 식사량이 늘어나면 몸도 그만큼 칼로리 연소를 늘리기 때문이다. 그 덕분에 심스 교수의 연구 결과처럼 의도적인 과식을 중단하면 잠깐 늘어난 체중은 몇 주 안에 원래 체중으로 돌아온다.

뚱뚱한 사람은 칼로리를 효율적으로 아껴 사용한다. 이런 체질을 지닌 사람은 의도적으로 식사량을 줄여도 체중이 쉽게 빠지지 않는다. 그만큼 몸도 칼로리 연소를 줄이기 때문이다. 또 극심한 다이어트로 체중 감량을 많이한다 해도 빠진 체중은 오래 유지되지 않는다. 다시 돌아오거나 더 늘어난다.

미국의 유명 방송인 오프라 윈프리Oprah Winfrey는 개인 요리사와 전속 트레이너를 두고 공개적으로 다이어트를 시작했다. 전 세계의 이목이 집중되었기 때문에 그녀의 의지력은 강할 수밖에 없었다. 하지만 날씬한 몸매는 잠시 뿐, 결국 오프라 윈프리는 다시 살이 찌고 말았다. 다이어트 성공은 돈, 엄청난 관심, 의지력과는 전혀 관계가 없었다. 답은 그녀의 유전자 정보에 있었기 때문이다.

뚱뚱하다고
더 많이 먹지 않는다

비만 연구로 유명한 미국 록펠러 대학교 연구 팀은 오랫동안 에너지 밸런스와 지방 대사에 대해 연구해왔다. 우리 몸에 들어오는 에너지보다 소비되는 에너지가 많을 때와 그 반대일 때 우리 몸은 어떤 변화를 일으키는지, 잉여 에너지로 쌓이는 지방은 대사 작용에 어떤 영향을 미치는지 등에 대해 다양한 사람들을 대상으로 연구했다.

그 결과 연구 팀은 뚱뚱한 사람이나 마른 사람이나 체격이 크고 작다는 것 이외에 신진대사의 효율은 크게 차이 나지 않는다는 사실을 확인했다. 뚱뚱한 사람이라고 해서 마른 사람에 비해 칼로리를 더 많이 섭취하지 않았고, 신진대사 속도 또한 정상 체중인 사람보다 많이 떨어지지 않았다. 뚱뚱한 사람이나 정상 체중인 사람이나 제지방체중除脂肪體重 체중에서 체지방을 뺀 나머지 체중 1kg당 에너지 소비량은 비슷했다.

그렇다면 왜 누구는 뚱뚱하고, 누구는 마른 것일까? 뚱뚱한 사람이 마른 사람보다 음식을 많이 먹기 때문일까? 결론은 그렇지 않다. 정상 체중인 사람과 비만인 사람이 쓴 식사 일기를 분석한 결과를 보면 이들이 일정 기간 먹은 음식의 칼로리는 크게 차이 나지 않는다. 우리 주변을 조금만 둘러보아도 이는 금방 알 수 있는 사실이다.

"저 사람은 참 많이 먹는데도 어쩜 저렇게 날씬하지? 운동을 많이 하나?"

"저 사람은 나보다 적게 먹는 것 같은데 왜 살이 안 빠지지? 아무도 없을 때 혼자 많이 먹나?"

학교 기숙사에서 지내며 공부하는 학생들을 살펴보자. 이들은 하루 세끼를 같은 메뉴와 같은 양의 식사를 하고 24시간 비슷한 신체 활동량을 유지하지만, 뚱뚱한 학생은 여전히 뚱뚱하고 마른 학생은 여전히 말라 있다.

의문을 지울 수 없다면 이리저리 둘러볼 필요 없이 전보다 살이 쪄 있는 자신을 돌이켜보자. 30대에 들어서면서 살이 붙은 사람은 20대보다 많이 먹기 때문일까? 자세히 들여다보면 음식 섭취량에는 큰 차이가 없다.

그렇다면 신체 활동량이 줄었기 때문일까? 이건 원인이 될 수 있다. 걷기보다는 차를 이용하고, 직업마다 차이가 있겠지만 앉아서 일하는 시간이 많아졌으니 확실히 젊을 때보다 신체 활동량은 분명 줄었다.

음식 섭취량은 일정한데 신체 활동량이 줄었다면 남는 에너지만큼 지방은 지속적으로 늘어나야 한다. 이론대로라면 1년에 1kg씩이라도 지속적으로 몸무게가 늘어나야 하지만 대부분의 사람들은 평균 5kg 정도 늘어나고 그 상태를 오랫동안 유지한다.

미국 조지아 주립 대학교 심리학 교수인 샤론 피어시Sharon Pearcey와 존 드카스트로John de Castro는 뚱뚱한 사람들을 선별해 체중이 변하지 않는 그룹과 체중이 조금씩 늘고 있는 그룹으로 나누어 음식 섭취량을 비교해보았다. 체중 변화가 없는 그룹의 평균 체중은 86kg이었고, 이들은 하루 평균 1,760칼로리를 섭취했다. 반면 체중이 조금씩 늘고 있는 그룹의 평균 체중은 81kg이었고, 이들은 하루 평균 2,310칼로리를 섭취했다.[4]

뚱뚱한 사람이 실제 섭취량보다 적게 기록하는 경향이 있다고 해도 이들의 하루 평균 섭취량은 정상 체중 사람들의 섭취량인 2,000~2,500칼로리와 크게 차이가 나지 않았다. 그런데 체중 증가 그룹은 체중 유지 그룹에 비해 500칼로리의 음식을 더 섭취했다. 500칼로리는 손바닥 두 개를 펼친 정도의 접시에 밥이나 빵, 고기나 생선, 약간의 채소 등을 담은 분량이다.

이 연구 결과는 뚱뚱한 사람은 무조건 많이 먹는 것이 아니라, 똑같이 뚱뚱한 사람들이라도 체중이 유지되는 사람보다 체중이 늘고 있는 사람이 많이 먹는다는 것을 의미한다. 다시 말해 뚱뚱한 사람이 많이 먹는 게 아니라 '뚱뚱하든 말랐든 체중이 늘어날 때 많이 먹는다'는 명제를 발견할 수 있다.

실제로 나의 진료실에서도 최근 3개월 동안 체중이 변하지 않는 사람을 보면 정상 체중이든 과체중이든 하루 섭취량이 많지 않다. 그런데 3개월 동안 3kg 이상 늘었다는 사람은 평소보다 더 많이 먹고 저녁 식사를 한 뒤에도 배가 헛헛하다고 호소를 한다.

   결국 뚱뚱한 사람은 많이 먹고 마른 사람은 적게 먹는 것이 아니라 뚱뚱하든 말랐든 체중이 일정하게 유지되는 사람은 식사 양이 크게 차이가 없으며, 체중이 늘어나는 사람은 평소보다 더 많이 먹는다는 것이 사실이다.

세트포인트가 흔들리면 비만이 시작된다

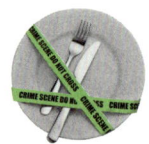

우리 몸은 자신의 의지와 상관없이 체온을 항상 36.5도로 유지하려고 한다. 이를 '체온의 항상성'이라고 한다. 체중도 마찬가지이다. 우리 몸은 체중과 체지방에 대해서도 늘 일정한 범위 안에서 유지하려는 항상성을 지니고 있다.

그런데 체온과 체중이 다른 점이 한 가지 있다. 체온은 남녀노소, 동서양을 막론하고 누구나 일정한 범위를 가지며 이 범위를 벗어나면 곧 생명의 마감을 의미한다. 하지만 체중과 체지방은 일정한 범위가 없다. 자신이 유지하려는 체중과 체지방, 즉 조절점은 사람마다 다르다. 유전과 환경의 영향으로 사람마다 생김새나 키가 다른 것과 마찬가지이다.

세트포인트set-point의 사전적 의미를 찾아보면 '설정값'이라고 설명한다. 비만 연구에서 말하는 세트포인트는 '체중의 조절점'을 일컫는다. 그리고 우리 몸은 어느 시점에 자신에게 맞는 체중이 정해지면 항상 그 상태를 유지하기 위해 체중을 조절한다.

  뚱뚱한 사람은 마른 사람에 비해 세트포인트가 높게 잡혀 있을 뿐이다. 체중이 80kg인 사람의 몸은 그 체중이 자신에게 가장 좋은 상태라 인식하고, 체중이 45kg인 사람의 몸은 그 체중이 자신에게 가장 알맞은 상태라고 인식한다. 따라서 한 번 정해진 세트포인트는 쉽게 바뀌지 않는다. 체중의 변화에 본능적으로 몸이 저항하기 때문이다.

  엄밀한 의미에서 세트포인트는 '체중'보다 '체지방량'에 중점을 둔 개념이다. 체중은 체지방량의 변화에도 영향을 받지만 근육이 붙거나 빠져도, 몸이 붓거나 빠져도 영향을 받으므로 너무 많은 경우의 수를 생각해야 한다. 하지만 체지방량은 체성분 분석 검사를 해야만 확인할 수 있으므로 여기서 세트포인트를 설명할 때는 독자들의 이해를 돕기 위해서 체중에만 국한하고자 한다.

  세트포인트는 평생 한 곳에 머무르지 않는다. 특히 한 번 올라간 세트포인트는 좀처럼 내려오지 않는다. 체온은 38.5도까지 올라가도 조치를 취하면 36.5도로 다시 떨어지지만, 한 번 올라간 세트포인트는 웬만한 노력으로는 끌어내리기 힘들다. 한 번 올라가면 내려가기는커녕 몸을 망가뜨리면서 야금야금 계속 올라가는 경향을 보이기까지 한다.

  우리 몸의 세트포인트를 높이는 요인은 여러 가지가 있지만, 만성 스트레스와 정제 탄수화물의 과잉 섭취가 가장 비중이 높다. 지속적으로 스트레스를 받으며 그때마다 빵이나 과자 같은 정제 탄수화물을 섭취하면 그동안 잘 유지되던 세트포인트가 높아진다.

세트포인트가 높아지면 어떤 일이 벌어질까? 그림을 보자.

체지방률체중에서 지방 체중이 차지하는 비율을 25%로 잘 유지하던 사람A의 세트포인트가 30%로 높아졌다B고 가정해보자.

A 상태에서 몸은 지방이 필요한 양만큼 잘 채워져 있다고 판단하기 때문에 현재의 체중과 체지방을 안정적으로 잘 유지한다. 하지만 B 상태가 되면 세트포인트 기준에 비해 체지방이 부족하다. 즉 지방이 5% 부족한 상황이라고 판단한 몸은 이제 체지방을 늘리려고 한다.

결국 B 상태가 되면 체지방을 늘리기 위해 A 상태 때보다 더 많이 먹으려는 '현상'이 나타난다. 평소와 비슷하게 먹어도 포만감이 덜하고 식욕도 강해진다. 저녁을 먹고 난 후에도 입이 심심해서 또 먹을 것을 찾게 된다. 세트포인트 30%에 맞도록 체지방량이 더 늘어난 뒤에야C 비로소 예전의 식사량으로 돌아가면서 새롭게 세팅된 체중과 체지방을 유지한다.

예를 들어보자.

K씨여, 30세는 체중 55kg를 잘 유지하고 있었다. 체성분 분석을 해보면 체지방률 25%로 약간 군살이 있어도 뚱뚱해 보이는 몸은 아니었다. 그런데 직장을 옮기면서 스트레스를 받자 믹스 커피를 자주 마시고 오후 시간에는 초콜릿을 먹는 일이 많아졌다. 점심 식사도 샌드위치나 햄버거로 때우는 적이 많았다. 만성 스트레스와 정제 탄수화물이 몸을 공격하기 시작한 것이다.

그래도 체중은 55kg에서 큰 변화가 없었다. 그렇게 한 달쯤 지났을까, 평소와 비슷하게 아침밥을 먹고 나왔는데 점심시간이 되기도 전

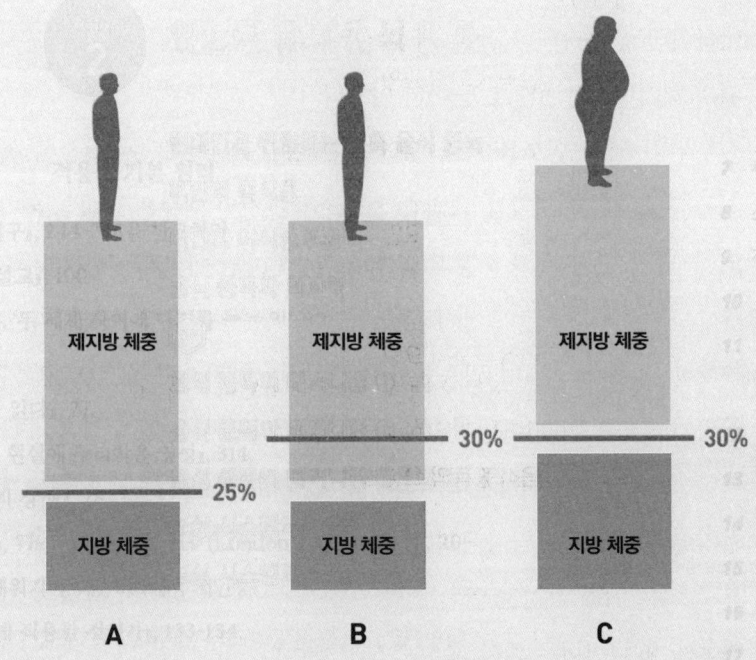

체지방의 균형이 정상 상태에서 벗어나면
세트포인트가 올라간다.
그 결과 몸은 더 많은 지방이
필요하게 되는 악순환에 빠진다.

에 허기가 느껴졌다. 점심을 먹고 나서도 금방 배가 고파 오후에 먹는 간식 섭취량이 늘었다. 저녁 식사 후에도 배가 헛헛해서 과일이나 빵을 조금 먹고 나서야 잠자리에 들 수 있었다. 그때부터 체중계 눈금이 야금야금 올라가더니 불과 세 달 만에 10kg이 늘었다. 체성분 분석 결과 체지방율은 30%로 늘어나 있었다.

K씨의 세트포인트를 움직인 만성 스트레스와 정제 탄수화물이 공격을 멈춘다면 체지방률 30%에서 새롭게 조정된 체중은 그대로 유지되겠지만, 스트레스와 군것질 습관이 계속된다면 어떻게 될까?

혹시 '평소보다 많이 먹는 현상'이 나타나면 자신의 세트포인트가 갑자기 흔들리는 건 아닌지 의심해야 한다. 아무 이유 없이 식욕이 늘어난 것이 아니라 지방을 더 많이 쌓아두려고 몸이 새롭게 세팅되는 과정이라는 사실을 알아차려야 한다. 결국 비만의 원인은 세트포인트를 높이는 여러 가지 요인에 있다. '과식'은 비만의 원인이 아니라 비만 때문에 나타나는 현상 혹은 증상일 뿐이다.

앞에서 우리는 실험 결과를 통해 뚱뚱한 사람이라고 더 많이 먹지 않는다는 사실을 확인했다. 뚱뚱한 사람이라도 세트포인트가 안정적으로 유지되면 자신의 몸에 맞는 적당량을 먹을 뿐 절대 많이 먹지 않는다. 반대로 정상 체중을 유지하는 사람이라도 세트포인트가 흔들려 상향 조정되면 새로운 세트포인트에 이를 때까지 많이 먹는 현상이 나타난다.

식욕의
컨트롤러

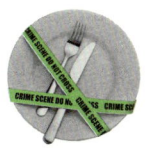

우리 몸은 24시간 쉬지 않고 에너지를 소비하지만 에너지원인 음식은 띄엄띄엄 몸속으로 들어온다. 따라서 에너지 공급과 소비의 밸런스를 맞추려면 배고픔과 포만감 신호가 적절하게 일어나야 한다. 하지만 현대사회에서 우리 몸은 제때 이런 신호를 보내기가 어렵다. 눈만 돌리면 먹을거리 천지라 식욕을 통제하기가 쉽지 않기 때문이다.

에너지 섭취와 소비의 밸런스를 맞추려면 체중과 체지방을 유지하려는 항상성이 필요한데, 만성 스트레스가 보편화되고 정제 탄수화물의 유혹에서 자유롭지 못한 현대사회에서는 이 역시 제대로 지키기 어렵다.

우선 우리 몸에서 식욕과 체중의 항상성, 세트포인트를 담당하는 부분부터 알아보자.

1940년 미국 노스웨스턴 대학교의 헤더링턴Hetherington 박사와 랜

슨Ranson 박사는 쥐의 뇌 시상하부 내측 핵ventromedial nucleus에 전기 자극을 주어 신경조직을 손상시켰더니 쥐들이 음식을 조절하지 못하고 질식사할 때까지 끊임없이 먹어댄다는 사실을 확인했다. 시상하부가 식욕 조절에 중요한 역할을 한다는 사실을 처음 입증한 실험이었다.

다음으로 시상하부 외측 핵lateral nucleus에 전기 자극을 주어 신경 조직을 파괴했더니 반대로 식욕이 떨어진다는 사실도 확인했다. 외측 시상하부 신경조직이 파괴된 쥐는 입맛을 완전히 잃어 아무것도 먹지 못하다가 결국은 굶어 죽었다.

이후 많은 학자들은 뇌의 외측 시상하부에는 '섭식 중추', 내측 시상하부에는 '포만 중추'가 있다고 믿었다. 하지만 연구가 계속되면서 식욕은 이렇게 두 개의 중추만으로 단순하게 조절되는 것이 아니라 교감신경과 부교감신경, 위장관에서 분비되는 호르몬이나 화학물질에 의해서도 세밀하게 조절된다는 결과가 밝혀졌다.

좀 더 자세히 설명하면 뇌에서 분비되는 펩타이드 중에 NPY, AGRP, MCH, 오렉신, 갈라닌은 식욕을 촉진하는 신경전달물질이고, 반대로 식욕을 억제하는 신경전달물질로는 알파-MSH, CART, POMC가 있다. 이 밖에 세로토닌, 도파민, 가바, 노르에피네프린 등도 식욕을 조절하는 신경전달물질로 알려져 있는데, 이 모든 것을 가지고 식욕 조절 메커니즘을 설명하면 머리가 아파 책을 덮을지도 모르겠다.

이 책에서는 비만 연구에 획기적 발전을 가져온 렙틴이라는 식욕 억제 단백질을 중심으로 살펴보겠다.

포만감을 느낌

음식 섭취 ▼
에너지 소비 ▲ ← 뇌 시상하부

렙틴 생성이 안됨 → 음식 섭취 ▲
에너지 소비 ▼

포만감을 못 느낌

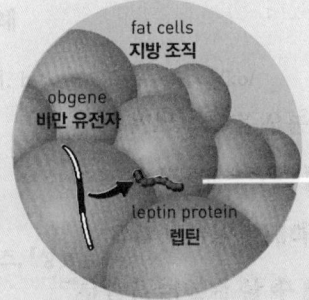

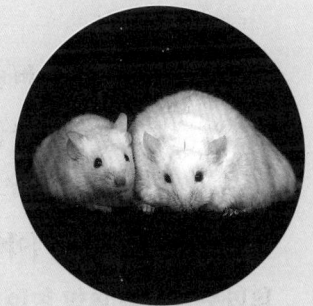

렙틴이 생성되지 않는 쥐
ob/ob mouse

유전적 결함으로 렙틴이 만들어지지 않는
ob/ob 쥐(오른쪽)는 끊임없이 먹어대며
형제 쥐에 비해 체중이 4배나 무겁다.

미국 록펠러 대학교의 프리드먼Friedman 교수 팀은 오랫동안 고도 비만이 되게끔 유전자 조작을 한 쥐로 비만 연구를 했다. 연구 팀에서 ob/ob 쥐ob는 비만이라는 뜻, 소문자는 열성 유전자임을 의미한다라고 부르는 실험용 쥐는 형제 쥐에 비해 체중이 4배나 더 무겁다. 항상 배고파하고 먹는 것을 멈출 줄 몰라 체지방이 끊임없이 쌓인다. 체온이 낮아 신진대사가 떨어지고 생식 기능은 거의 없으며 결국 당뇨병이나 심장병으로 일찍 죽는다.

프리드먼 교수 팀은 ob/ob 쥐의 뇌 시상하부에 포만감을 자극하는 유전자가 결핍되어 비만이 생긴다고 생각했다. 그리고 10여 년 동안 연구한 끝에 포만감을 자극하는 ob 유전자를 찾아냈다. 그들은 이 유전자에 그리스어로 날씬하다는 뜻인 leptos에서 따온 렙틴leptin이라는 이름을 붙였다.[5]

렙틴 호르몬이 발견되자 학자들은 흥분했다. 비만의 원인을 알아냈으니 비만 정복은 시간문제라며 기뻐했다. 학자들은 체중 조절의 가장 큰 적은 배고픔인데, 렙틴만 주입하면 곧바로 포만감을 느낄 수 있으니 식욕을 조절할 수 있으리라고 생각했다.

프리드먼과 동료 연구진이 유전자 재조합법으로 렙틴을 만들어 ob/ob 쥐에게 주사했더니 뚱뚱한 쥐들은 아무런 부작용 없이 2주 만에 체중이 30%나 줄었다. 식욕 또한 눈에 띄게 줄었으며 신진대사는 오히려 늘어났고 체온도 올라갔다.

흥분을 감추지 못한 연구진은 사람에게도 렙틴의 효과를 기대하며 곧바로 임상 연구를 시작했다. 급기야 제약 회사 암젠Amgen은 렙틴

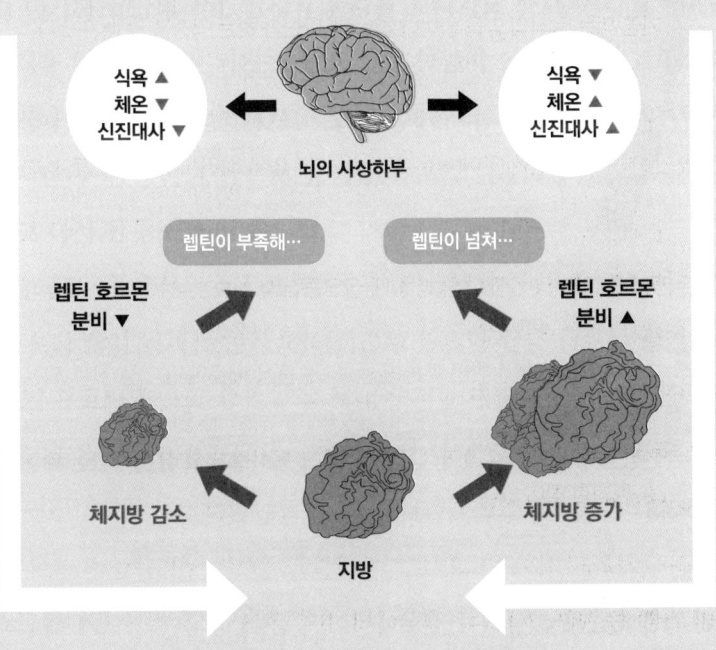

렙틴은 뇌의 시상하부에
몸속 지방량의 변화를 알려주는
메신저 호르몬이다.

을 비만 치료제로 개발하기 위해 서둘러 렙틴에 대한 연구 권리를 사들이기도 했다.

하지만 1997~1998년에 걸쳐 진행된 예비 연구 결과는 실망스러웠다. 비만인 사람에게 렙틴 주사를 놓았으나 5~10%만 효과를 보았을 뿐이었다. 대부분은 렙틴에 반응을 보이지 않았다.[6]

연구진은 비만인 사람은 정상 체중인 사람보다 렙틴 호르몬이 덜 분비되기 때문에 이런 결과가 나왔다고 생각했다. 그런데 이들의 혈액을 검사해보니 렙틴 수치가 낮지 않았다. 오히려 정상 체중인 사람보다 렙틴 수치가 높게 나왔다.

처음에 연구진은 혈액 속에 렙틴 호르몬 농도가 낮아지면 뇌의 시상하부에 '렙틴이 부족하다'는 신호가 전달되어 필요한 지방을 확보하기 위해 식욕을 자극한다고 생각했다. 따라서 렙틴 수치를 늘리면 포만감을 느껴 식욕을 억제할 수 있다고 판단했다.

그러나 ob/ob 쥐와 달리 사람은 렙틴을 늘려도 이 신호가 뇌의 시상하부에 제대로 전달되지 않았다.

렙틴은 지방세포에서 만들어지는 호르몬이다. 결과적으로 체지방이 많은 비만인 사람은 이미 렙틴이 충분히 만들어지고 있었고, 당연히 렙틴 수치도 높았다. 렙틴을 만들어내지 못하는 ob/ob 쥐와 인체의 반응은 다를 수밖에 없었다.

렙틴을 발견함으로써 비만을 정복할 것이라고 믿은 학자들은 크게 실망했고, 큰돈을 들여 렙틴 연구에 대한 권리를 사들인 제약 회사 암젠의 실망은 훨씬 더 컸다.

물론 연구 대상자 가운데 렙틴 분비량이 상대적으로 적었던 사람은 렙틴을 주사했을 때 체중 감량의 폭이 아주 컸다. 하지만 대부분의 비만 환자는 이미 렙틴 분비량이 정상 수준을 넘어섰기에 효과가 미미했다.

렙틴 주사가 큰 효과를 보는 때도 있었다. 선천적으로 렙틴이 결핍된 경우였다. 렙틴을 만들어내지 못하는 생후 4개월 된 아이가 있었는데, 포만감을 느끼지 못하고 닥치는 대로 먹어 세 살 무렵에는 체중이 42kg에 이르렀다. 부모가 먹는 것을 막지 않으면 아이는 하루에 4,500칼로리 이상 먹었다.

이 아이에게 렙틴을 주사하자 게걸스러운 식욕이 멈추었다. 렙틴을 투여하기 전 아이는 하루 평균 1,500칼로리를 먹었지만 렙틴을 주사한 뒤 평균 음식 섭취량은 200칼로리로 84%나 줄었다. 렙틴을 꾸준히 주사한 결과 아이의 체중은 또래의 정상 수준인 32kg으로 돌아왔다.

하지만 이렇게 선천적으로 렙틴이 결핍된 사람은 아주 드물다. 대부분의 비만 환자는 렙틴이 부족한 것이 아니라 렙틴 분비량은 넘치는데 그 신호가 뇌에 제대로 전달되지 않아 뇌에서 '렙틴이 부족하다'는 착각이 일어난 것이었다. 그렇다면 이제 렙틴의 신호가 뇌의 시상하부에 제대로 전달되지 않는 이유를 알아봐야 한다.

비만의 원인은
렙틴 저항성

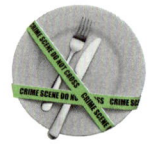

    호르몬은 세포막에 있는 수용체와 결합할 때 효력을 발휘한다. 마치 자물쇠에 맞는 열쇠를 열쇠 구멍에 넣어야 자물쇠가 풀리는 이치와 같다. 아무 열쇠나 열쇠 구멍에 들어가지 않듯 렙틴 수용체는 렙틴 호르몬의 자극만 받아들인다.

    렙틴이 뇌의 시상하부에서 렙틴 수용체와 결합하면, 식욕 억제에 관여하는 물질은 잘 만들어지고 식욕 촉진에 관여하는 물질의 생성을 억제한다. 그 때문에 식욕이 사라지고 포만감이 유지된다. 반대로 렙틴 수용체에 결합하는 렙틴이 부족하면 뇌는 식욕을 부추기고 신진대사 속도를 떨어뜨린다.

    렙틴은 인류 생존에 큰 공헌을 한 호르몬이다. 오랜 기간 굶을 일이 생겨도 삶을 이어갈 수 있게 해주었기 때문이다. 기근이 들어 음식 섭취가 부족해지면 우리 몸은 '비상식량'으로 남겨둔 몸속 지방을 본격적으로 사용하기 시작한다. 렙틴을 만드는 지방조직이 줄어드니 자연

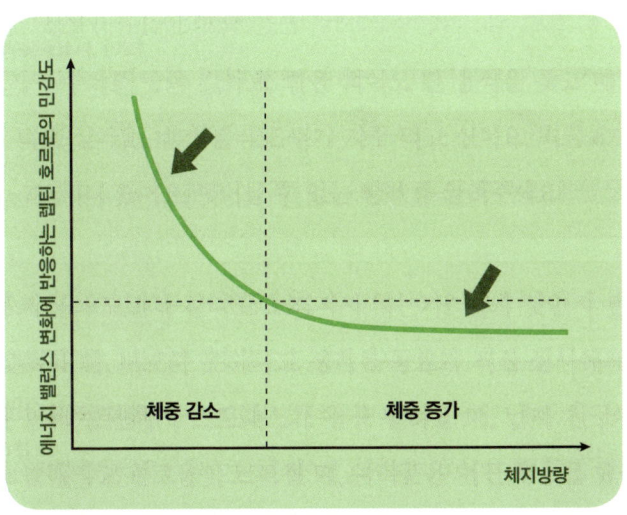

몸은 체중과 체지방이 줄어들면 '렙틴이 부족하다'는 신호에 민감해져 식욕이 강해지고 신진대사를 떨어뜨린다. 반대로 체중이 증가하면 '렙틴이 넘친다'는 신호에는 상대적으로 둔감해져 식욕 억제 및 신진대사 증가 효과가 상대적으로 떨어진다.

스레 렙틴 호르몬 수치도 떨어진다.

굶주림이 계속되면 뇌의 시상하부는 '렙틴이 부족하다'는 신호로 받아들인다. 그러고는 지방을 더 비축해두어야 한다고 판단해서 갑상선호르몬을 조절해 신진대사를 떨어뜨리고 배고픔 신호를 강하게 내보낸다. 나무껍질이라도 찾아 먹도록 해서 굶주림을 면하고 생명을 유지하기 위한 반응이다.

반대로 지금처럼 음식을 쉽게 구할 수 있는 환경에서 과다한 음식 섭취로 렙틴 분비량이 늘어나면 어떻게 될까?

렙틴 분비량이 늘어난다는 것은 음식 섭취로 얻은 에너지원 가운데 우리 몸이 쓰고 남은 에너지가 있다는 뜻이다. 여분의 에너지가 지방 형태로 저장되며 렙틴 분비량도 늘어난다.

이렇게 되면 뇌의 시상하부는 '렙틴이 충분하다'는 신호로 받아들여 갑상선호르몬과 교감신경을 조절해 신진대사 속도를 높이고 포만감을 오래 유지하도록 신호를 보내 음식을 적게 먹도록 만든다.

렙틴 수용체는 렙틴 분비량이 줄어드는 상황에서는 아주 민감하고 익숙하게 반응한다. 문제는 렙틴 분비량이 늘어날 때이다. 우리 몸 속 유전자는 렙틴 분비량이 넘쳐나는 요즘 같은 시기를 경험해본 적이 없다. 맨날 손님이 없어 파리 날리던 음식점에 갑자기 손님들이 물밀듯이 들어오면 능숙하게 주문을 받기 어려운 것처럼 갑자기 늘어난 렙틴의 신호를 렙틴 수용체는 빠릿빠릿하게 받아들이지 못한다. 결과적으로 렙틴 호르몬 수치는 더 높아졌는데 렙틴 수용체가 둔감해지거나 오히려 줄어드는 곤란한 상황에 맞닥뜨린다.

가장 먼저 뇌는 몸에 지방이 넘쳐나는데도 인식을 하지 못하니 렙틴이 부족한 상황이라고 착각한다. 식사를 해도 포만감을 느끼지 못하고 식욕을 억제하기 힘들다. 몸이 지방을 늘리려는 방향으로 움직이기 때문이다. 이를 '렙틴 저항성'이라고 한다.

렙틴 신호를 받아들이는 렙틴 수용체는 용량에도 한계가 있고 렙틴 농도가 계속 높아지면 피로도가 높아져 자극에 둔감해진다. 이처럼 뇌가 렙틴의 메시지를 통제할 수 없는 렙틴 저항성이 생기면 의지만으로 식욕을 억제하는 것이 불가능해진다.

다시 앞의 비만 쥐 실험으로 돌아가 사람에게서 효과를 얻지 못했

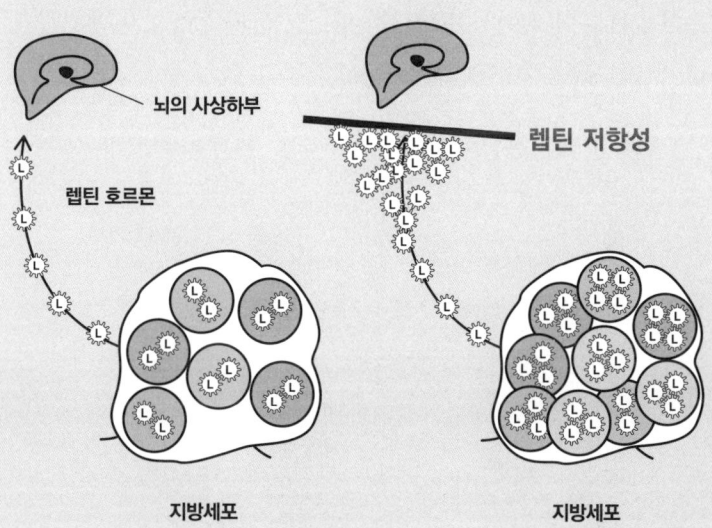

지방조직이 늘어나 렙틴 분비량이 늘어나더라도
이 신호가 뇌의 시상하부에 제대로 전달되지 않으면
뇌는 계속 렙틴이 부족한 상황이라고 착각해
지방을 더 축적하려고 한다.[7]

던 이유를 생각해보자. 비만 쥐는 유전적으로 렙틴 호르몬 생성과 분비에 장애가 있어 비만이 되었다. 하지만 사람은 렙틴 호르몬의 생성 과정이 정상적이더라도 렙틴 수용체에 장애가 있어 비만이 되었다. 비만인 사람에게 렙틴을 주입해도 효과가 크지 않았던 이유는 렙틴 호르몬의 분비량이 적어서가 아니라 렙틴 수용체에 신호가 예민하게 전달되지 않는 렙틴 저항성 때문이었다.

세트포인트와
렙틴 저항성

    렙틴 저항성이 생기면 체중과 체지방의 균형을 맞추고 있던 세트포인트에 변화가 온다. 먹어도 또 먹고 싶기 때문에 세트포인트가 어느 순간 불쑥 올라가 있다. 세트포인트가 바뀌면 렙틴에 대한 반응 정도, 즉 렙틴의 민감도는 더 떨어지기 때문에 뇌의 시상하부에서는 처음에 세팅해두었던 체지방보다 더 높은 지방 비율을 세팅해 에너지 밸런스를 유지하려고 한다. 렙틴의 민감도가 떨어진 만큼 세트포인트는 더 상향 조정되는 것이다.

    예를 들어 20대 후반까지 55kg의 체중을 잘 유지하던 A씨가 렙틴 저항성이 생기면서 1~2년 사이에 체중이 70kg으로 늘었다고 가정해보자. 본인은 20대 시절의 체중으로 되돌아가고 싶지만 세트포인트는 이미 70kg으로 높아져 있다.

    이때 세트포인트를 내리는 방법을 찾지 않고 무리한 다이어트로 체중을 55kg으로 줄이면 어떻게 될까? 몸은 체내의 비상식량인 지방이 순식간에 빠져나간 느낌, 즉 렙틴이 심각하게 부족한 상황이 되었다고 착각한다. 렙틴 저항성이 생겼기 때문이다.

이제 몸은 부족한 지방을 확보하기 위해 바빠진다. 식욕은 평소보다 더 왕성해지고 신진대사 속도는 뚝 떨어진다. 그래도 꾹 참고 다이어트 식단을 유지하지만 체중은 더 이상 줄지 않는다. 식욕을 참다못해 식사량을 조금만 늘려도 체중이 확 늘어난다. 요요 현상이다.

요요 현상은 세트포인트를 내리려 하지 않고 무리하게 체중만 줄였기 때문에 나타나는 현상이다. 이를 막으려면 렙틴 저항성을 개선해야 한다. 렙틴 호르몬이 예민하게 반응하는 몸을 만들면, 즉 렙틴의 민감도를 높이면 몸은 지방이 부족하다는 착각을 하지 않는다. 불필요한 지방을 확보하기 위해 억지로 많은 양의 음식을 먹지 않아도 된다. 우리 몸은 위기 상황이 아니라고 판단하면 다시 세트포인트를 떨어뜨려 불필요한 지방을 몸 밖으로 내보낼 줄 안다.

체중 감량을 목적으로 하는 다이어트, 그 출발은 무리한 굶기가 아니라 세트포인트를 내리고 렙틴 민감도를 높이는 렙틴 저항성 개선이 되어야 한다.

렙틴 저항성을 개선하지 않고 무리한 다이어트와 자신의 의지만으로 식욕과 신진대사를 조절한다는 것은 불가항력적이다. 이를 무시하면 주체할 수 없는 식욕과 뚝 떨어진 신진대사 때문에 결국 체중은 원래 수준보다 높아지고 체지방도 훨씬 더 늘어난다.

우리 몸의 진화 과정을 살펴보면 굶어 죽을 위기가 닥쳤을 때 세트포인트를 높여 비상식량을 많이 채워두려고 했다. 따라서 무리하게

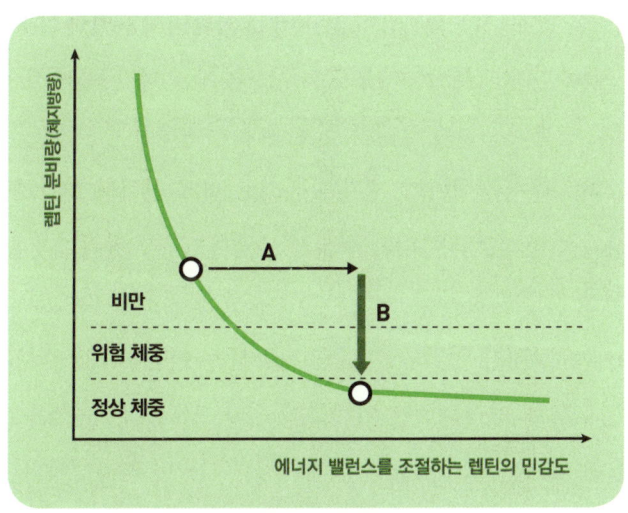

렙틴 호르몬의 민감도를 개선하면(A)
렙틴 분비량이 줄어들면서 체지방량도 감소(B)한다.

식사량을 줄이면 처음에는 체중이 빠지지만 신진대사 속도가 떨어지면서 더 이상 체중계 눈금이 움직이지 않는 시기가 온다. 이때 운동을 병행하면 체중은 좀 더 줄어들겠지만, 렙틴 저항성을 개선하는 다이어트와 운동이 아니라면 다시 한계에 부딪히고 만다. 탄수화물과 단백질을 모두 줄이는 다이어트는 근육 손실을 피할 수 없기 때문에 운동을 해도 효과가 떨어진다.

앞에서 언급한 록펠러 대학교의 허시 박사가 뚱뚱한 학생들에게 의도적으로 식사량을 줄였을 때의 상황을 생각해보자.

뚱뚱한 학생들은 이미 렙틴 저항성이 있는 상태였다. 이때 극심한 다이어트를 시작하자 체지방이 급격히 줄어들면서 학생들의 뇌는 '렙틴이 부족하다'는 신호를 더욱 강하게 받아들이며 온몸에 굶주림에 죽을지도 모른다는 비상사태를 선포한다. 신진대사는 크게 떨어지고 식욕도 과도하게 늘어난다. 게다가 음식 섭취를 인위적으로 제한하다 보니 생리적 문제뿐만 아니라 심리적 문제까지 생겨났다.

심하게 손상되지 않았다면 렙틴 저항성은 이전 상태로 되돌릴 수 있다. 당뇨병을 생각해보면 이해하기 쉽다. 당뇨병은 혈당을 조절하는 인슐린 호르몬의 작동 능력이 떨어지는 인슐린 저항성에서 시작된다. 인슐린 저항성이 생기면 탄수화물 음식을 먹었을 때 혈당을 정상 수준으로 유지하기 위해 인슐린을 더 많이 분비한다. 이런 상황에서 체중 감량이나 운동으로 인슐린 저항성을 개선하면 혈당을 정상 수준으로 유지하기 위한 인슐린 분비량이 정상 수준으로 돌아온다. 하지만 인슐린 저항성이 개선되지 않으면 인슐린 수치가 지속적으로 정상보다 높게 유지된다. 그러다 어느 순간 췌장이 탈진해 인슐린 분비량이 줄어들고 혈당 조절 기능이 망가지면 결국 평생 당뇨 약을 먹거나 인슐린 주사를 맞아야 한다.

마찬가지로 렙틴 저항성이 개선되지 않으면 몸속 지방의 양은 계속해서 정상보다 높은 수준을 유지한다. 그리고 과도한 지방은 렙틴 저항성을 악화시키는 악순환으로 이어진다. 렙틴 호르몬이 지속적으로 높은 수치를 유지하면 렙틴 수용체의 민감도가 더욱 떨어지기 때문이다.

진료실에 찾아온 비만 환자에게 체중 변화가 어떻게 진행되어왔는지 물어보면 대부분 이렇게 말한다.

"처음 1~2년은 체중이 조금씩 늘어났습니다. 크게 신경 쓰지 않았어요. 이 정도 살은 금방 뺄 수 있다고 생각했거든요. 그런데 어느 순간 살이 마구 불어났어요. 통제가 되지 않았지요."

이들은 렙틴 저항성이 생겨 체중이 늘어났고, 늘어난 체중으로 렙틴 저항성이 더욱 심해졌다. 체중은 계속 불어나고 렙틴 저항성은 더욱 심해지는 체중 증가와 렙틴 저항성 악화의 악순환에 갇혀버린 것이다. 이러한 악순환의 고리를 끊는 길은 무리한 다이어트가 아니라 렙틴 저항성의 개선이다.

렙틴과 인슐린,
만성 스트레스

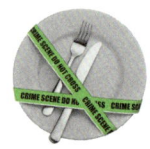

    렙틴은 체중과 체지방만 조절하는 호르몬이 아니다. 렙틴 호르몬이 넘쳐나면 그 영향을 받는 인슐린 호르몬도 영향을 받는다. 그리고 심혈관 질환과 암에 걸릴 위험이 높아지고 노화도 빠르게 진행된다. 오래전 인류의 생존에 큰 역할을 한 렙틴 호르몬이지만 21세기에 들어와서는 여러 가지 질병을 일으키는 원인이 되어버렸다.

    인슐린 저항성은 렙틴 저항성을 일으키는 가장 강력한 원인이다. 인슐린 저항성이 생기면 인슐린 수치가 정상보다 늘 높이 올라가는데, 이 때문에 렙틴의 작동 능력이 떨어지고 렙틴 저항성이 심해진다.

    인슐린 분비량은 렙틴과 마찬가지로 몸속 지방조직이 많을수록 늘어난다. 정상 체중인 사람은 식사를 한 후에 인슐린 수치가 크게 올라가지 않지만, 비만인 사람은 식사 후 인슐린 수치가 정상보다 더 높이 올라간다. 복부에 내장 지방이 많을수록 이런 경향이 두드러진다.

    인슐린 수치가 올라가면 우리 몸은 지방 합성을 위해 재정비된다.

이때 지방을 에너지원으로 사용하던 대사의 스위치가 꺼지고 지방을 저장하려는 모드로 바뀐다. 근육도 지방보다 포도당을 먼저 에너지원으로 사용하려 하고, 지방세포도 포도당을 지방 합성에 활용한다. 몸속 지방이 거의 사용되지 못하고 쌓이기만 하니 비만은 점점 더 심해질 수밖에 없다.

그렇다면 인슐린 저항성은 비만 때문에 나타나는 현상일까? 그렇지 않다. 정상 체중이어도 인슐린 저항성이 생길 수 있다. 유전적으로 탄수화물을 처리하는 능력이 떨어지는 사람은 그렇지 않은 사람보다 인슐린 저항성이 생길 가능성이 높다. 유전적 요인을 가지고 있는 사람이 탄수화물까지 지나치게 많이 섭취한다면 살이 찌지 않아도 인슐린 저항성이 생길 수 있다.

인슐린 저항성이 생긴 A씨는 만성 스트레스 때문에 스트레스 호르몬인 코르티솔의 수치가 높다. A씨는 만성 스트레스를 해소하기 위해 빵이나 과자 같은 정제 탄수화물을 지나치게 섭취하다보니 인슐린 수치도 높아졌다. 이제 A씨의 렙틴 저항성은 급격히 나빠졌다. 높은 수치의 코르티솔과 인슐린 모두 렙틴을 교란시키는 호르몬이기 때문이다.

만성 스트레스와 탄수화물 과다 섭취가 함께 만나면 렙틴 저항성으로 향하는 고속도로에 올라탔다고 생각하면 된다. 반대로 말하면 만성 스트레스에 시달리지 않고 탄수화물 섭취 욕구만 잘 조절한다면 렙틴 저항성은 개선되고 세트포인트가 떨어지면서 체중이 빠진다는 설명도 가능하다.

만성 스트레스와 탄수화물 과다 섭취를 방치하면 비만 가운데 가장 무서운 복부 비만이 찾아온다. 이때 복부의 내장 사이사이에 쌓이는 내장 지방조직은 피하지방 조직과 성질이 달라 몸에 염증 반응을 일으키는 유해 물질을 분비한다.

복부 비만을 방치하면 당뇨병, 심장병, 치매, 암으로 진행되기도 한다. 복부 비만은 높은 혈압·높은 혈당·HDL콜레스테롤(유익한 콜레스테롤) 저하·중성지방 상승이 함께 나타나는 대사증후군으로 이어진다. 이 말은 즉 복부 비만도 질병이라는 얘기다.

최근 의학계는 비만을 만성 염증성 질환으로 진단한다. 실제로 몸속 염증 상태를 확인하는 CRP라는 혈액검사를 해보면 비만인 사람은 수치가 높게 나온다. 몸속 염증 상태가 지속되면 몸이 만성적으로 붓고 지방 대사가 잘 이루어지지 않는다. 자연스럽게 지방 합성 스위치가 켜지고 지방 분해 스위치는 꺼진다. 인슐린과 렙틴 호르몬 기능도 떨어지면서 인슐린 저항성, 렙틴 저항성이 악화된다. 이런 이유로 복부 비만을 방치하면 점점 살이 찌다가 결국 당뇨병 등 각종 질병을 피할 수 없게 된다.

렙틴 호르몬, 인슐린 호르몬, 코르티솔 호르몬이 높을수록 몸속 지방은 쌓여만 가고, 이는 만성 염증을 일으켜 건강을 악화시키는 주요 원인이 된다. 이들이 우리 몸에서 작용하는 과정을 더 자세히 되짚어보자.

인슐린은 혈당을 낮추는 호르몬이다. 인슐린이 분비되면 몸은 지방 대신 당분(포도당)을 주 에너지원으로 사용한다. 인슐린의 도움으로 근육이 당분을 끌어들여 연료로 소모하기 때문에 혈당은 더 이상 올라가지 않고 천천히 떨어지기 시작한다.

  그런데 만성 염증 상태가 되면 인슐린 저항성이 나타난다. 인슐린이 제대로 작동하지 못하니 근육이 당분을 제대로 끌어다 쓰지 못하고, 혈당이 쉽게 떨어지지 않고 췌장에서는 또다시 인슐린을 분비한다.

  인슐린 저항성은 렙틴 저항성을 일으키는 가장 강력한 요인이기도 하다. 인슐린 수치가 높은 상태에서는 지방을 연료로 쓰는 지방 대사 스위치가 꺼지기 때문이다. 따라서 인슐린 저항성이 심해지면서 렙틴 저항성도 심해진다. 어느 것이 먼저라고 할 것도 없이 인슐린 저항성, 렙틴 저항성, 만성 염증은 지속적으로 서로에게 영향을 미치며 우리 몸의 상태를 악화시킨다.

  만성 염증 상태에서 뇌는 스트레스 호르몬인 코르티솔 분비를 자극한다. 코르티솔은 프레드니솔론, 코르티코스테로이드 같은 스테로이드 성분으로 염증을 가라앉히는 기능을 하는데, 몸은 만성 염증에 대처하기 위해 이러한 스테로이드 호르몬을 늘리는 것이다. 코르티솔 분비량이 늘어나면 염증은 약간 줄어들지 모르지만 지방을 태우는 능력은 떨어진다. 코르티솔은 부종을 일으키고 혈압과 혈당을 높이는 호르몬이라 인슐린 저항성이 심해지는 원인이기 때문이다.

  이런 식으로 렙틴 저항성에 관여하는 우리 몸의 작동 원리는 오묘하면서도 너무나 복잡하다. 이는 세트포인트를 낮추는 렙틴 저항성 개선이 식이 조절과 운동만으로 해결되지 않는다는 근거이기도 하다.

  자, 이제 비만은 어떻게 해결해야 할까? 렙틴 저항성을 개선하는 새로운 방법을 찾아내면 된다. 길은 가라고 있는 것이니까.

음식 중독에
주목하는 이유

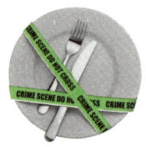

    렙틴 저항성을 개선하려면 일단 음식 중독에서 벗어나야 한다. 음식 중독을 해결하지 못하면 렙틴 저항성을 개선하기란 요원하다.
    다이어트에 풍부한 경험이 있거나 다이어트에 대한 책을 먼저 읽고 시작하는 사람들은 대부분 이렇게 말한다.
    "렙틴 저항성이 생겨 세트포인트가 올라가 있어. 일단 적게 먹으면서 체중부터 줄여야겠어."
    앞으로 이런 말은 다음과 같이 바뀌어야 한다.
    "렙틴 저항성을 개선해 세트포인트를 낮춰야겠어. 먼저 만성 스트레스를 줄이도록 노력하고, 탄수화물 섭취도 줄여나가야겠어."
    이것이 다이어트의 핵심이다. 체중을 줄이기 위해 음식 섭취량을 줄이겠다고 결심하지만, 대부분의 사람들은 만성 스트레스로 과부하에 걸린 뇌 때문에 탄수화물을 쉽게 포기하지 못한다. 오히려 달달한 맛을 더 강하게 더 자주 원한다.

하루 이틀 초콜릿이나 케이크 등 단 음식을 끊어보지만 오래가지 못한다. 일부러 먹지 않으려고 노력하면 우울하고 짜증이 심해진다. 결국 참는 데 한계를 느껴 이것저것 찾아 먹기 시작하고 살은 금세 다시 오른다. 참았던 식욕이 과식이나 폭식으로 이어지기 때문이다.

이때 선택의 길은 두 가지밖에 없다. "죽느냐, 사느냐?"가 아니라 "먹지 못해 우울증에 걸리느냐, 다시 먹으며 체중 증가를 지켜보느냐"이다. 다른 선택은 없다.

그렇다면 이런 생각을 해볼 수 있다. 왜 만성 스트레스 상태가 되면 단 음식을 찾을까? 코르티솔 분비가 높아졌기 때문이다. 코르티솔은 렙틴의 기능을 떨어뜨리는 호르몬으로, 코르티솔이 상승하면 혈당을 높이는 단 음식을 찾게 된다.

단 음식을 먹으면 인슐린이 과다 분비되기 때문에 코르티솔과 렙틴 호르몬의 작동 능력이 떨어져 렙틴 저항성을 일으킨다. 스트레스를 받을 때마다 자연스레 단 음식을 먹는 행동은 뇌에 습관처럼 새겨지고, 이 상황이 반복되면서 차츰 뱃살이 쌓이고 체중이 늘어난다.

음식 중독에 빠진 사람이 가장 즐겨 찾는 음식은 설탕이나 흰 밀가루 음식 같은 정제 탄수화물, 가공식품에 많이 들어 있는 트랜스 지방, 동물성 지방인 포화 지방이 들어 있는 음식이다. 이들은 렙틴 기능을 떨어뜨리는 대표 유해 음식이기도 하다.

세트포인트가 올라가서 몸이 지방이 부족하다고 착각하면 에너지를 축적하기 쉬운 당질과 지방 섭취량을 더 늘린다. 우리 몸이 에너지가 필요하다는 요구를 하지 않는데도 음식 중독에 빠진 뇌가 탄수화

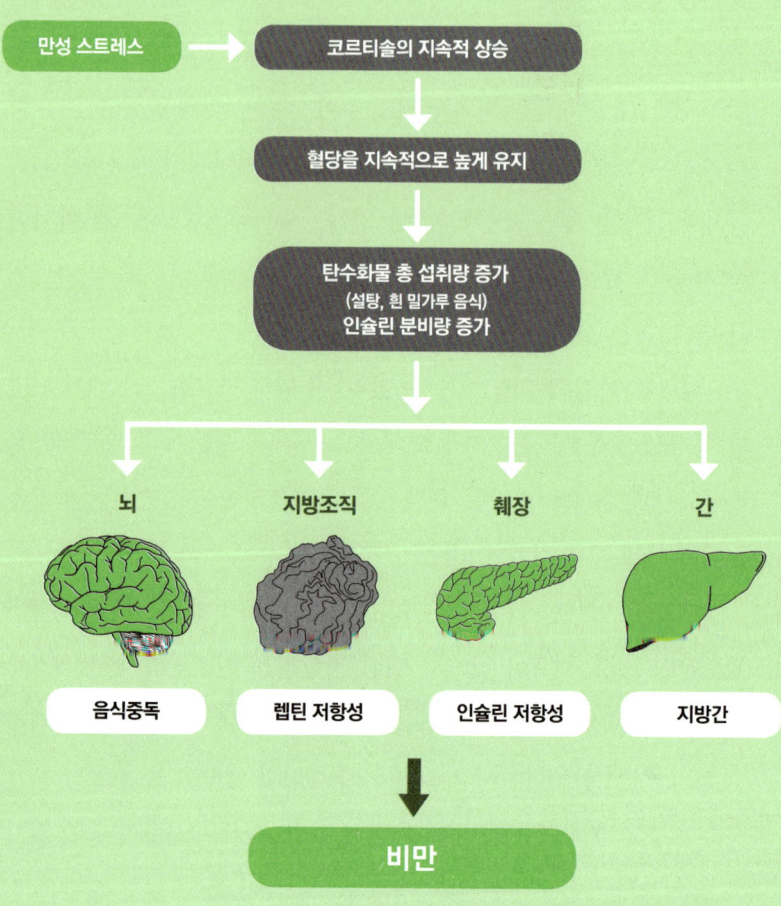

과도한 탄수화물의 섭취는
몸의 여러 기관에 영향을 미친다.
이 기관들은 다시 서로에게 영향을 주고 받으며
비만이라는 결론에 도달한다.

물과 지방을 필요량보다 더 먹으려고 하기 때문이다. 이렇게 되면 음식 중독과 렙틴 저항성은 서로를 악화시키면서 체중은 계속 늘어나고 몸은 점점 더 망가진다.

정상 체중이었던 사람이 만성 스트레스 때문에 음식 중독에 빠지는 것도 이와 비슷하다. 음식 중독을 일으키는 달거나 기름진 음식을 계속 먹으면 렙틴 저항성이 생기기 때문이다.

코르티솔 역시 렙틴 저항성을 일으킨다. 만성 스트레스에서 벗어나지 못하면 탄수화물 조절은 의지만으로 해결할 수 없다. 하루 이틀은 가능하겠지만 시간이 지날수록 금단증상인 두통과 어지럼증 때문에 기운이 없고 만사가 귀찮아진다.

요즘처럼 눈만 돌리면 먹을 수 있는 음식이 넘쳐나는 시대에 의지만으로 식욕을 억제하는 것은 가혹한 고문과 같다. 과식과 폭식은 좀처럼 거부하기 힘든 유혹이고 비만은 불가피해진다. 비만은 렙틴 저항성과 인슐린 저항성을 악화시키면서 결국 우리의 건강을 해친다.

다이어트의 성공과 실패는 더 이상 의지 문제가 아니다. 그러나 많은 사람들이 렙틴 저항성이라는 몸속의 이상 현상을 의학적 접근이 아니라 의지만으로 해결하려 들기 때문에 실패하는 것이다. 여기에 보상중추를 자극하는 음식에 대한 통제력까지 떨어져 있다면 다이어트는 불가능하다.

이제 비만 탈출은 식이 조절과 운동을 통한 무리한 다이어트가 아니라 세트포인트를 낮추는 렙틴 저항성 개선에 달려 있다는 사실을 확실히 이해했으리라 믿는다. 비만의 근본 해결책은 음식 중독에서 탈출하는 것이라는 사실도.

  이 결론을 도출하기 위해 렙틴, 인슐린, 코르티솔 등 다소 복잡한 우리 몸의 호르몬 분비 체계에 대해 설명했지만 시작은 지금부터다. 이제 비만 탈출, 음식 중독 탈출의 이야기속으로 들어가보자.

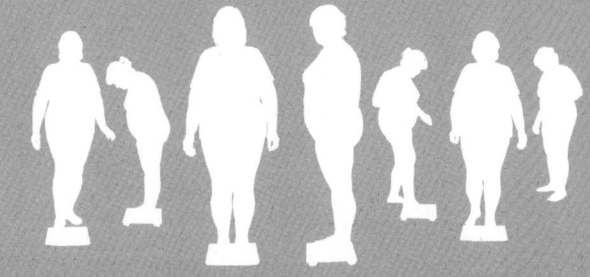

알코올 중독, 약물 중독, 음식 중독 모두 똑같이 먹는 행위로 보상을 자극하지만, 음식 중독은 성격이 조금 다르다. 음식 섭취는 생존에 필요한 행동이기 때문이다. **술과 마약은 끊어도 살 수 있지만 음식은 끊을 수 없다. 그래서 현대사회에서 음식 중독은 무엇보다 무서운 질병이 될 수 있다.** 가장 무서운 것은 마약 같은 약물은 법으로 금지되어 있어 쉽게 구할 수 없지만 음식은 우리 주변에 널려 있어 피할 수조차 없다는 사실이다.

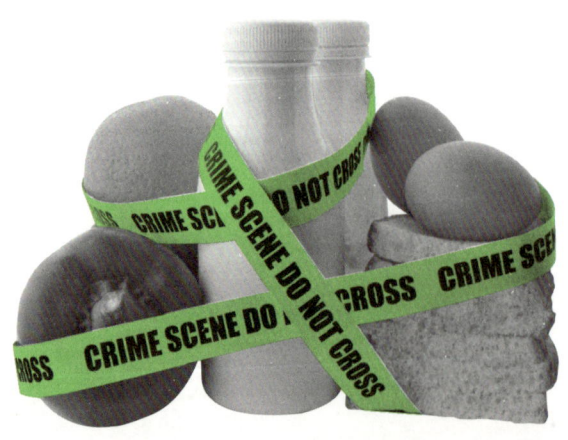

Chapter 2
위험한 유혹 음식 중독

현대인을 위협하는 유혹
음식 중독

중독은 크게 독성분이 있는 유해 물질이 몸에 들어와 신체에 이상을 일으키는 신체적 중독과 습관적으로 물질을 흡입하면서 정신에 문제가 생기는 정신적 중독으로 구분한다. 현대인의 건강을 위협하는 중독은 전문의의 치료가 필요한 질병으로 규정되고 있다.

경제가 성장할수록 중독의 범위는 점점 넓어진다. 정신적 중독에서 마약 중독, 알코올 중독, 니코틴 중독은 이제 고전적인 중독에 속한다. 소비 중심의 사회가 가속화되면서 홈쇼핑 중독, PC 게임 중독, 야동 중독, 스마트폰 중독 등이 새롭게 등장했다. 앞으로 어떤 중독이 질병으로 등장할지 예측하기도 쉽지 않다. 다만 중독을 일으키는 원인은 계속 늘고 있는 것만은 분명하다.

그렇다면 과연 음식도 중독이 될 수 있을까? 그리고 질병으로 분류될 수 있을까? 물론 여기서 말하는 음식 중독은 습관적으로 특정 음식을 먹는 정신적 중독을 말한다.

캐나다 의학 협회지 〈CMAJ〉 2010년 3월호에서는 현재 가장 빠르게 늘어나는 21세기 유행병인 비만의 요인으로 '음식 중독'이 중요한 부분을 차지한다는 내용을 다루었다.[8] 하지만 음식 섭취에 실제 중독성이 있는지에 대한 과학적 증명은 연구 중이라고 밝혔다.

정신과 질환을 정의하고 분류하는 기준인 DSM Diagnostic and Statistical Manual of Mental Disorders 2013년 개정 5판인 DSM-5를 보면, 폭식증 BED, binge eating disorder 을 처음으로 질병 군에 포함시켰다. 이를 두고 아직 전문가들 사이에서는 이견이 분분하지만 '폭식'이 정신과 질환인 식이 장애에 포함되었다는 것은 의미하는 바가 크다.

이미 폭식증이 음식 중독의 한 형태라고 주장하는 학자도 있지만, 대다수 전문가들은 음식 중독과 폭식증은 다른 문제라고 주장한다.

20여 년 동안 비만 치료를 해온 전문가로서 나의 견해를 밝히면 현재 음식 중독을 질병 군에 넣을지 말지의 여부를 떠나 우리 사회에 음식 중독 현상은 분명 존재한다. 만성 스트레스에 시달리는 현대인은 인류 역사에서 유례없이 고당질, 고지방, 가공식품이 넘쳐나는 환경에 살고 있으며, 시도 때도 없이 습관적으로 이런 음식을 먹고 있기 때문이다. 음식 중독이 렙틴과 인슐린 호르몬 분비 체계를 망가뜨리고 비만 인구를 늘려나가는 것도 엄연한 사실이다. 비만이 여러 질병의 원인이라는 것은 이미 많은 연구 결과를 통해 밝혀졌다.

따라서 음식 중독은 반드시 치료가 필요한 질병으로 여겨도 무방하다. 이미 음식 중독으로 고통을 호소하는 사람들이 늘고 있기 때문이다. 앞으로 음식 중독과 관련된 연구가 계속되어 그 결과들이 쌓이면 DSM 다음 개정판에는 음식 중독이 새로운 질병으로 등장할지도 모른다.

비만과
폭식증

　모든 정신적 중독은 뇌의 보상 시스템과 밀접하게 연결되어 있다. 알코올 중독은 술로 쾌락을 맛본 뇌가 보상 시스템을 계속 작동시켜 습관적으로 술을 마시는 것이고, 마약 등의 약물 중독도 같은 원리다. 무언가 섭취하면서 보상을 얻는 행위, 이는 뇌의 식욕 조절 회로와도 밀접한 연관이 있다.

　알코올 중독, 약물 중독, 음식 중독 모두 똑같이 먹는 행위로 보상을 자극하지만, 음식 중독은 성격이 조금 다르다. 음식 섭취는 생존에 필요한 행동이기 때문이다. 술과 마약은 끊어도 살 수 있지만 음식은 끊을 수가 없다. 그렇기에 현대사회에서 음식 중독은 무엇보다 무서운 질병이 될 수 있다. 마약 같은 약물은 법으로 금지되어 있어 쉽게 구할 수 없지만 음식은 우리 주변에 널려 있어 피할 수조차 없다.

　모든 음식이 중독성이 있다고 할 수는 없다. 우리가 매일 먹는 밥과

국, 김치, 나물 등의 반찬이나 자주 먹는 고기 등을 중독성 있는 음식이라고 하면 우리나라 모든 사람들이 음식 중독 환자가 되어버릴 테니 말이다. 중독을 일으키는 음식은 따로 있다. 단맛이 강한 초콜릿이나 과자, 밀가루 음식 등 정제 탄수화물이 중독을 일으키는 대표 음식이다. 한번 맛을 들이면 의지와 상관없이 계속 먹어야 하고, 비만을 비롯한 여러 가지 질병의 원인이 된다. 말 그대로 중독 유발 음식이다.

중독을 일으키는 음식을 영어권에서는 'highly palatable food' 혹은 palatability가 강하다고 한다. palatability는 '강한 단맛이나 입안에서 사르르 녹는 맛'을 뜻한다. 이를 우리말로 한 단어로 표현하기란 쉽지 않다. 사전을 찾아보면 '감칠맛'이라는 뜻으로 나오지만, 감칠맛으로 번역하면 MSG 같은 아미노산 맛과 혼동될 수 있다. 음식 중독을 설명할 때 palatability를 '뇌의 보상 시스템을 자극해서 또다시 찾게 만드는 중독성 강한 맛'으로 규정하기 때문이다. 그래서 나는 palatability를 '쾌미快味'라는 단어로 옮겨보았다. 말 그대로 중독성이 있는 음식은 쾌감을 주는 맛을 가졌다는 의미이다.

쾌미를 주는 음식과 보상 시스템이 음식 중독에 관여하는 것은 확실하다. 하지만 음식 중독을 질병으로 인정하지 않는 학자들은 단지 단 음식을 지나치게 많이 먹는 행위를 질병으로 볼 수는 없다고 주장한다. 음식 중독이라는 이름으로 더 많은 환자가 생겨나는 것을 막아야 한다는 입장이기도 하다.

사실 비만인 사람들 가운데 폭식증으로 진단하는 경우는 전체의 15~20%이다. 하지만 문제는 정상 체중인 사람들 중에도 폭식증 환자는 얼마든지 있다는 사실이다. 병적인 폭식증은 아니더라도 폭식은 비만으로 이어질 위험이 상당히 높다. 연구 결과에 따르면 폭식을 하는 사람은 급격한 체중 증감, 이른바 체중 롤러코스터 때문에 불안, 우울, 약물 남용 등과 연관성이 높은 것으로 나타났다. 중독의 일반적 증상과 비슷한 경향이다.

한 신문 기사를 들여다보면 '국민건강보험공단이 최근 5년 2007~2011년 동안 폭식증 진료 환자의 자료를 분석한 결과, 폭식증 환자는 5년 동안 6.8%나 늘어났다. 폭식증 환자 중 여성이 전체의 95%를 차지했고, 20대 여성이 전체의 41%로 가장 많았다'고 나와 있다.

'폭식'과 '폭식증'은 다르다. '폭식 binge eating'은 짧은 시간 동안 다른 사람들이 먹는 양보다 훨씬 많은 양의 음식을 한꺼번에 빨리 먹어 치우면서 음식을 먹는 동안 먹는 행동을 그만둘 수 없다고 느끼거나 먹는 양을 스스로 조절하지 못하는 것을 말한다. 통제력 상실이다. 즉 자기 스스로 '이렇게 먹으면 안 되는데……' 하면서도 멈추지 않고 계속 음식을 먹는다.

다음 다섯 가지 항목 가운데 두 개 이상이 해당된다면 폭식을 한다고 판단해야 한다.

① 다른 사람들에 비해 식사 속도가 아주 빠르다.
② 배가 너무 불러서 불편해질 때까지 먹는다.
③ 배고픔을 느끼지 않을 때에도 많은 양의 음식을 먹는다.

④ 많이 먹는 것이 부끄러워서 혼자 먹을 때가 있다.
⑤ 많이 먹고 난 후 죄책감을 느끼거나 우울해한 적이 있다.

　질병으로 진단하려면 지속성의 여부를 확인해야 하므로 위와 같은 증상이 일주일에 적어도 이틀 이상 나타나면 '폭식증'이라고 진단한다. 폭식을 하고 난 뒤 일부러 구토하거나 굶거나 이뇨제나 설사약을 먹거나, 3시간 이상 과도한 운동을 해서 억지로 체중을 줄이려는 증상이 동반되면, 이를 '신경성 대식증 bulimia nervosa'이라고 한다.
　폭식증 환자와 신경성 대식증 환자의 차이는 체중이다. 신경성 대식증 환자는 체중이 고무줄처럼 늘었다 줄었다 반복하기 때문에 체중이 크게 늘지 않은 상태에서 병원에 오는 경우가 많다. 하지만 폭식증 환자는 대부분 체중이 꾸준히 늘기 때문에 비만인 상태로 병원에 오는 일이 많다.

　중독은 의지력 결핍과 금단증상이 나타나야 하는데, 폭식증은 의지력 결핍은 있지만 금단증상은 없다. 폭식증과 음식 중독은 서로 비슷한 점이 많다. 음식 중독이 심해지면 폭식증으로 발전할 가능성이 높다. 폭식증 환자는 주로 빵, 면 등 탄수화물 음식을 먹으며 폭식증 역시 만성 스트레스와 우울증 등 정신과적 문제와 맞물려 있기 때문이다. 하지만 모든 폭식증 환자가 음식 중독이 있다고 볼 수는 없다.
　그렇다면 폭식증은 왜 생길까?
　먼저 음식을 먹을 때 뇌의 신경전달물질 가운데 포만감을 느끼게 해주는 세로토닌과 만족감을 느끼게 해주는 오피오이드엔도르핀라는 두 물질의 수치가 정상 수준보다 떨어져 있을 때 폭식증이 생길 위험이 크다. 다음으로 음식 먹기를 거부하는 거식증과 비슷하게 성취 지향적이고, 날씬함에 대한 사회적 기대에 부응하고자 하는 경향이 지나친 경우이다. 그리고 뇌의 신경전달물질인 도파민 수치와 관련된 행동 문제알코올 의존, 도박이나 쇼핑 중독 등를 일으키는 등 충동 조절 장애를 갖고 있는 경우이다.

현대사회에서 폭식증 환자가 늘어나는 가장 큰 이유는 날씬함을 미인의 기준으로 여기는 사회·문화적 요인 때문이다. 우리 주변에는 연예인 등 사회적으로 성공한 여성은 날씬하고 매력적인 외모여야 한다는 인식이 강박에 가까울 정도로 팽배해 있다. 이런 외모를 부러워하며 단식, 절식, 원 푸드 다이어트 같은 무리한 방법으로 체중 감량을 했다가 요요 현상을 겪으면서 폭식증이 생긴다.

부모에게서 물려받은 유전적 요인, 부모님의 이혼 등으로 인한 가족해체 경험, 왕따나 성적 학대, 성폭력 등의 충격이 폭식증으로 이어질 가능성도 높다. 하지만 이는 무리한 다이어트로 폭식증이 생긴 사람보다는 비율이 적다.

이렇게 생긴 폭식증을 방치하면 어떻게 될까?

정신적 측면에서 폭식증 환자는 자존감이 낮고 충동을 조절하기 힘들기 때문에 알코올 중독이나 약물 중독에 빠지기 쉽다. 폭식증은 우울증을 동반하는데, 이미 우울증이 있는 사람이라면 폭식증 때문에 우울증이 더 심해진다.

신체적 측면에서 체중이 계속 늘어나 비만이 되고, 이 때문에 대사증후군, 당뇨병, 심장병 등의 위험이 높아진다. 특히 신경성 대식증이 있어서 일부러 구토를 많이 하는 사람은 식도와 위 사이의 괄약근 손상, 치아 손상, 목 손상, 침샘이 붓는 등의 증세가 나타나기도 한다. 전해질 불균형이 와서 손발 저림, 근육 경련 등의 증상이 나타나고 심장마비의 위험도 높아진다. 여성은 생리 불순이 오고 불임의 원인이 된다.

음식 중독을 질병으로 분류하는 것에 반대하는 학자들은 폭식증과 음식 중독이 비만과 다른 질병에 영향을 미치는 정도에 대해 좀 더 연구가 필요하다고 주장한다. 음식 중독을 질병으로 진단하기 시작하면 이와 관련된 환자가 늘어나는 것을 우려하기 때문이다. 예를 들어 단맛을 즐겨 찾는 사람이 자가 진단으로 스스로를 음식 중독 환자라고 단정 지어버리면 아주 곤란한 문제가 생긴다. 질병을 앓고 있는 환자라면 의사에게서 적절한 치료를 받아야 하는데 아직 공론화되지 못한 만큼 처방에 혼선이 빚어질 것은 불 보듯 뻔한 일이다.

병원에서 환자를 대하고 있는 내 입장에서는 음식 중독의 공론화와 체계적인 연구가 너무도 절실하다. 음식 중독의 심각성을 하루가 다르게 피부로 느끼기 때문이다. 음식 중독으로 고통 받는 수많은 사람들에게 하루라도 빨리 희망적인 처방을 전하고 싶다.

비만과
야식증후군

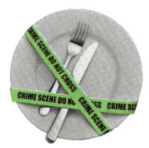

　비만 연구에 획기적 발전을 가져온 렙틴의 발견은 1994년의 일이었다. 이를 계기로 비만 연구에서 다양한 결과가 나왔고, 비만에서 탈출하는 핵심은 식이 조절과 운동이 아니라 세트포인트를 낮추는 렙틴 저항성을 개선해야 한다는 사실도 밝혀냈다.

　렙틴을 발견하기 이전의 학자들은 비만에 대해 어떻게 접근했을까? 1950년대의 많은 학자들은 비만을 정신분석학적으로 접근했다. 이들은 비만의 주요 원인으로 강압적인 어머니를 지목했다. 아이에 대한 애정이 지나치게 강한 어머니는 애정의 대체물로 음식을 이용했다. 어머니는 아이에게 강압적으로 많은 음식을 먹게 함으로써 아이들이 위안과 음식을 연관 짓도록 가르쳤고, 아이들은 위안받고 싶을 때마다 스스로 음식을 찾아 먹게 되었다는 주장이다. 아이들은 불안하고 우울할 때마다 음식을 먹으며 스스로를 위로하고 스트레스를 풀었다.

결국 이러한 아이들은 뚱뚱해질 수밖에 없었다. 이것이 당시 학자들이 말하는 비만의 원인이었다.

미국 펜실베이니아 대학교 앨버트 스턴커드Albert Stunkard 박사는 오랫동안 비만에 대해 연구했다. 정신과 전문의인 그는 불안 증상이 심할수록 비만일 확률이 높다는 가정 아래 연구를 진행했지만 정상 체중인 사람들과 통계적으로 의미 있는 차이를 찾아낼 수 없었고 가설을 증명할 연구 결과도 나오지 않았다.

하지만 의외의 성과가 있었다. 스턴커드 박사는 연구를 위해 비만 환자들을 면담하는 과정에서 몇 가지 공통점을 보이는 환자 군을 찾아냈다. 이들은 주로 밤늦은 시간에 음식을 먹었고, 일단 먹기 시작하면 통제할 수 없었다. 스턴커드 박사는 이런 증상을 보이는 질병을 '야식증후군night eating syndrome'이라고 이름 붙였다.[9]

야식증후군은 1950년대 후반 학계에 처음 보고되었지만 이후 별다른 관심을 끌지 못했다. 하지만 최근 음식 중독 문제가 대두되면서 이에 대한 관심이 높아지고 있다.

스턴커드 박사가 주장하는 야식증후군의 진단 기준은 다음과 같다.

① 하루 음식 섭취량의 50% 이상을 저녁 7시 이후에 먹는다.
② 아침에는 입맛이 없어 식사를 거르거나 식사를 하더라도 아주 적게 먹는다.
③ 잠들기 어렵거나 자다가 한 번 이상 잠에서 깨는 불면증이 적어도 일주일에 3일 이상 있다.
④ 자다가 깨면 음식을 찾아 먹는다.

⑤ 일주일에 3일 이상 저녁 식사 이후부터 잠자리에 들기 전까지 출출한 느낌이 든다.

스턴커드 박사의 진단 기준에 맞는 야식증후군 환자는 현재 전체 인구의 2% 정도로 흔하지 않다. 하지만 앞으로 이 비율은 점점 늘어날 것이다. 불야성을 이루는 밤 문화가 발전하면서 야식을 즐기는 사람이 점점 늘고 있기 때문이다.

야식이 위험한 이유는 탄수화물 섭취량을 빠른 속도로 늘린다는 점에 있다. 과다한 탄수화물 섭취는 음식 중독이나 폭식증으로 이어질 가능성이 높다.

밤에 음식을 먹는다고 해서 무조건 야식증후군이라고 하지는 않는다. 야간 근무 때문에 밤에 음식을 먹는 사람은 체중이 늘어날 수 있는 위험 요인에 해당되지만 야식증 환자라고 하지 않는다. 그들은 음식을 먹고 나서도 계속 활동하기 때문이다. 참고로 폭식증은 여성이 남성보다 많지만 야식증은 남녀 성비가 비슷하다.

개인 블로그에 올라온 글 하나를 소개한다.

● 탄수화물 중독증, 제 이야기 같아요.

세끼 식사를 정상적으로 잘한다 싶다가도 어느 순간 다시 탄수화물 음식으로만 과식과 폭식 사이를 넘나듭니다. 그것도 꼭 퇴근 후 저녁 시간에 몰아서요. 가끔 제가 미친 게 아닌가 싶을 때도 있어요. 그래도 살을 찌웠음 찌웠지 도저히 토하지는 못하겠더라고요.

3~4개월 정상 식단, 3~4개월 탄수화물 음식으로 과식이나 폭식. 3개월 사이에 몸무게 5~6kg이 왔다 갔다 합니다. 너무 슬퍼요.

이제 30대에 접어들어서 살 빼기도 힘들 텐데 이 습관을 어떻게 고쳐야 하나요? 블로그를 보고 또 보면서 공부를 많이 해야겠어요. 하지만 항상 실천이 안 된다는 게 문제예요. 정말 의지박약인가봐요.

탄수화물 중독으로 고민하는 글이다. 그것도 퇴근 후 밤에 집중적으로 엄청난 양을 먹는 게 문제인 사람이다.

비만 클리닉을 다니면서 체중 조절을 하는데도 살이 잘 빠지지 않는 사람들을 문진하고 상담해보면 저녁 식사 후에 야식을 즐기는 일이 많다. 그중에는 야식증후군 환자도 적지 않게 찾을 수 있다. 만일 비만에서 탈출하기를 간절히 원한다면 전문의에게 야식 섭취 습관에 대한 설명을 충분히 해주어야 한다. 이 습관을 감추면 체중이 빠지지 않는 이유를 찾아내기 어렵다.

야식을 막으려면 낮 시간에 끼니를 거르거나 부실하게 먹지 말아야 한다. 식사량이 부족하면 밤늦게 식욕이 강하게 당기면서 야식이 먹고 싶어진다. 문제는 야식으로 짧은 시간에 포만감을 느끼고 뇌를 자극하는 고칼로리 음식을 선호하는 경향이다. 야식의 경우 남자는 주로 술과 기름진 안주를 많이 먹고, 여자는 초콜릿이나 케이크 같은 단 음식을 찾는다.

야식증후군 역시 스트레스와 밀접한 관계가 있다. 야식증후군 환자에 대한 연구 결과를 보면, 밤에 늘어나야 하는 멜라토닌 수치가 정상보다 눈에 띄게 약해 수면 장애나 우울감이 잘 생긴다. 렙틴 수치는 낮보다 올라간다. 코르티솔 수치도 낮아져야 하는데 여전히 높은 수준을 유지한다. 정상적인 반응이 나타나지 않는 양상이 음식 중독과 비슷하다. 따라서 밤에 식욕이 억제되지 않을 뿐 아니라 배가 고프다는 충동에 과잉 반응할 위험이 아주 높다.

한두 번 야식을 즐기다 보면 야식증후군에 빠질 가능성이 높아진다. 그리고 야식의 유혹을 이겨내지 못하면 음식 중독 증세는 더욱 심해진다. 음식 중독에서 탈출하려면 일단 야식 습관부터 고쳐나가야 한다.

음식 중독과
의지력

　인터넷 검색창에 '중독, 진단, 테스트'라는 단어를 입력하면 연관 검색어로 '우울증, 알코올, 탄수화물' 등의 항목이 따라 나온다. 자신이 중독인지 아닌지 직접 확인해볼 수 있는 자가 진단 테스트도 쉽게 검색된다. 하지만 이는 어디까지나 참고용일 뿐 중독 여부에 대한 정확한 진단을 받으려면 반드시 전문의의 소견이 필요하다.
　우리는 가끔 우울감을 느낀다. 그렇다고 곧바로 "나, 우울증에 걸렸나봐"라고 이야기하지 않는다. 질병으로서 우울증을 진단하는 기준에 따라 정신과 전문의의 진찰을 받아야 하기 때문이다.
　현재 음식 중독은 우울증과 달리 공식적인 질병이 아니다. 아직 중독이라고 진단을 내릴 수 있는 명확한 근거가 확립되지 않았기 때문이다. 예를 들어 극심한 스트레스를 받아 갑자기 초콜릿을 20개 이상 집어 먹으면서 '혹시 내가 초콜릿 중독일까?'라고 생각해볼 수는 있지만, 현재까지 초콜릿 과다 섭취가 실제 초콜릿 중독인지 아닌지 진단을 받아볼 객관적 검사는 없다.

　세계보건기구 WHO에서는 일반적으로 커다란 의미에서 '중독'이라고 부를 수 있는 진단 기준을 마련해놓았다. 지난 1년 동안 7개 항목 가운데 적어도 3개 이상이 해당되는 일이 있었다면 '중독'이라고 봐야 한다. 세계보건기구가 정한 7개 항목에 '음식'을 대입시켜보면 다음과 같다.

① 금단증상이 나타난다 집중이 안 되고 음식 생각 이외에 다른 일을 할 수 없다.
② 금단증상을 완화할 목적으로 음식을 먹는다. 이 방법이 효과가 있다는 것을 알고 있다.
③ 초기에는 적은 양으로 효과가 있었는데, 시간이 지날수록 똑같은 효과를 얻기 위해서는 더 많은 양을 섭취해야 한다.
④ 음식 섭취에 대한 강렬한 욕망이 지속되고 충동을 억제하기 힘들다.
⑤ 음식 섭취의 시작, 중단, 섭취량 조절 등 식사 행동을 조절하는 능력에 문제가 있다.
⑥ 음식 때문에 중요한 활동에 제약을 받는다.
⑦ 음식 때문에 분명한 손해를 입었는데도 음식에 대한 탐닉을 계속한다.

　이 가운데 3개 이상 해당되는 사람은 자신이 음식 중독이라고 생각해볼 수 있다. 다시 말하지만 이는 어디까지나 참고 사항일 뿐이다. 아직 세계보건기구에서 명확하게 '음식 중독'의 정의를 내리지 않았으며 학계에서 검증한 기준이 아니다.

요즘 인터넷이나 잡지를 보면 탄수화물 중독 여부를 가리는 진단 기준을 소개하지만, 이 또한 학계의 검증을 받은 객관적 기준이 아니다. 일반인이 자가 진단을 통해 중독이라고 단정 짓는 일이 없기를 바란다. 많은 연구를 통해 하루빨리 치료에 필요한 객관적인 검증 기준이 마련되어야 한다.

뒤에 소개하는 표는 현재 음식 중독에 대해 활발히 연구하고 있는 예일 대학교에서 만든 '예일 음식 중독 문진표'이다. 중독 기준의 필수 요소인 정확성과 재현성 등을 검증했고, 실제로 임상에서도 적용하고 있다. 하지만 일반인이 자가 진단하는 용도는 아니므로 참고만 하기 바란다.

예일 음식 중독 문진표의 핵심은 '특정 음식을 자신의 의지로 통제할 수 있는가' 여부이다. 통제력을 잃을수록 중독에 가깝다고 본다. 배가 고프지 않아도, 식사를 마친 지 얼마 지나지 않아도 음식이 계속 당기고 평소보다 더 많이 먹으면 중독을 의심해봐야 한다. 머릿속으로는 그만 먹어야지 하면서도 음식을 계속 먹는 상태를 폭식이라고 하는데, 이 역시 중독을 의심해봐야 한다. 앞에서 설명한 것처럼 폭식은 음식 중독과 밀접한 연관이 있다.

《과식의 종말》을 쓴 데이비드 케슬러 박사는 당류, 지방, 소금의 절묘한 조합이 뇌의 쾌감 중추 자극을 극대화해서 입에 착 달라붙는 맛, 즉 쾌미快味를 만든다고 했다. 이 맛을 본 느낌과 즐거움은 그대로 뇌에 새겨져 음식을 보지 않아도 생각나게 하고, 음식이 눈에 들어오면

예일 음식 중독 문진표
Yale Food Addiction Scale

이 설문지는 **지난 1년 동안 귀하의 식습관**을 알아보기 위한 것입니다. 사람들은 때로 '**특정 음식**'에 대한 욕구를 조절하지 못할 때가 있습니다. 예를 들면

- 아이스크림, 초콜릿, 도넛, 쿠키, 케이크, 사탕 같은 **단 음식**
- 흰 빵, 파스타, 떡, 흰쌀밥 같은 **정제 탄수화물 음식**
- 크래커, 프리첼, 감자칩 같은 **짭짜름한 음식**
- 스테이크, 베이컨, 햄버거, 치즈버거, 피자, 감자튀김 같은 **기름진 음식**
- 콜라나 사이다 같은 **단맛 나는 음료**

아래 질문은 이러한 '**특정 음식**'에 대한 것입니다. 위에 열거한 종류의 음식이나 귀하가 조절하기 힘들었던 음식에 대해 답변해주십시오.

지난 1년 동안	전혀 아니다	한 달에 한 번	한 달에 2~4번	일주일에 2~3번	일주일에 4번 이상 혹은 매일
1 내가 특정 음식을 먹을 때면 계획했던 것보다 훨씬 더 많은 양을 남기지 않고 다 먹게 된다.	0	1	2	3	4
2 더 이상 배고프지 않고 배가 부른데도 특정 음식을 계속 먹고 있다.	0	1	2	3	4
3 너무 많이 먹어서 배가 터질 것 같고 불편할 때까지 먹는다.	0	1	2	3	4
4 가끔씩 특정 음식 먹는 것을 완전히 끊거나 줄여야 하는 게 아닌가 하는 걱정을 할 때가 있다.	0	1	2	3	4
5 하루 중 많은 시간을 과식으로 축 처져 있거나 피로감을 느끼면서 보낸다.	0	1	2	3	4
6 하루 종일 특정 음식을 끊임없이 먹고 있는 자신을 발견한다.	0	1	2	3	4
7 특정 음식이 가까이 없으면 그것을 사기 위해 일부러 밖에 나간다. 예를 들어 집 안에 특정 음식이 없을 때 다른 먹을거리가 있어도 그것을 사기 위해 차를 몰고 나간다.	0	1	2	3	4
8 내가 특정 음식을 과다하게 혹은 빈번하게 먹느라 업무 시간, 가족·친구들과 어울리는 시간, 중요한 약속이나 여가 활동에 지장을 받은 적이 여러 번 있다.	0	1	2	3	4
9 내가 특정 음식을 과다하게 혹은 빈번하게 먹느라 업무 시간, 가족·친구들과 어울리는 시간, 중요한 약속이나 여가 활동에 지장을 받으면서 과식한 것에 대해 부정적인 느낌에 빠져 지낸 적이 여러 번 있다.	0	1	2	3	4
10 업무 때문에 참석해야 하는 자리나 공식 석상에서 특정 음식을 과다하게 먹게 될까봐 일부러 자리를 피한 적이 여러 번 있다.	0	1	2	3	4
11 업무 때문에 참석해야 하는 자리나 공식 석상에서 특정 음식을 먹을 수 없게 될까봐 일부러 자리를 피한 적이 여러 번 있다.	0	1	2	3	4
12 특정 음식을 일부러 끊거나 줄였을 때 불안, 짜증, 우울감이나 두통 같은 금단증상이 나타난다.	0	1	2	3	4

13	불안, 짜증, 우울감이나 두통 같은 신체 증상이 생기는 것을 막으려고 특정 음식을 먹은 적이 있다.	0	1	2	3	4
14	특정 음식을 일부러 끊거나 줄였을 때 그 음식을 먹고 싶은 강렬한 욕구를 경험한 적이 있다.	0	1	2	3	4
15	특정 음식이나 식습관에 대한 나의 행동 때문에 심하게 느낄 정도로 스트레스를 받는다.	0	1	2	3	4
16	특정 음식이나 식습관 때문에 일상생활, 학교, 직장, 사회 활동, 집안일 등에서 효율적으로 능력을 발휘하지 못하고 심각한 문제를 일으킨 적이 있다.	0	1	2	3	4

	지난 1년 동안	아니다	그렇다
17	특정 음식에 대한 집착이나 과식하는 식습관 때문에 심각할 정도로 우울, 불안, 자기혐오, 죄책감 같은 정신적 문제가 생겼다.	0	1
18	특정 음식에 대한 집착이나 과식하는 식습관 때문에 심각할 정도로 신체 증상이 생기거나 갖고 있던 신체 증상이 더 심해졌다.	0	1
19	감정적이고 신체적인 문제가 있음에도 같은 형태의 특정 음식이나 과도한 음식 섭취를 끊거나 줄이지 못하고 계속한다.	0	1
20	시간이 지날수록 부정적인 감정을 줄이고 쾌감을 더 늘리기 위해 특정 음식 섭취량이 점점 더 늘어난다.	0	1
21	예전에 먹었던 것과 똑같은 섭취량으로는 부정적인 감정이 줄어들거나 쾌감이 더 늘어나지 않는다.	0	1
22	특정 음식을 완전히 끊고 싶다.	0	1
23	특정 음식을 끊어보려는 시도를 해봤다.	0	1
24	특정 음식을 줄이거나 끊는 데 성공한 적이 있다.	0	1
25	지난 1년 동안 특정 음식을 줄여보거나 끊으려는 시도를 몇 번이나 해봤습니까?	1번 2번 3번	4번 5번 이상

아래에서 문제를 일으키는 음식을 모두 골라 O표 해주세요.

아이스크림	초콜릿	사과	도넛	브로콜리	쿠키	케이크	사탕	흰 밀가루 빵
롤	파스타	바나나	딸기	흰쌀밥	크래커	감자칩	프리첼	감자튀김
당근	스테이크	베이컨	햄버거	치즈버거	피자	콜라, 사이다	기타	

위 목록에 언급되지 않은 다른 음식이 있으면 기록해주세요.

● 결과 분석법은 독자의 자가 진단 및 2차적 사용을 막기 위해 공개하지 않았습니다.

본능적으로 손이 가게 만든다. 입안에 들어와 미각을 통해 뇌에 즐거운 느낌이 다시 전달되면 그 음식을 다 먹을 때까지 통제력을 잃는다고 설명했다.

이런 반응이 반복되면 습관이 되고, 습관은 우리 몸의 '식욕 조절'과 '에너지 밸런스 조절' 기능을 왜곡해 비만으로 이어진다. 통제력을 잃고 의지력이 제 역할을 하지 못하는 것이다.

음식 탐닉은 단순히 의지만으로 해결할 수 있는 문제가 아니다. 앞에서 만성 스트레스, 렙틴 저항성, 인슐린 저항성, 만성 염증, 코르티솔 상승, 세트포인트 상향 조정 등 여러 가지 이야기를 장황하게 설명한 이유가 바로 여기에 있다. 음식 탐닉은 아주 복합적으로 만들어지는 증상이다.

병원에서 만나는 환자들 가운데 '나는 초콜릿을 너무 많이 먹어', '나는 케이크를 너무 좋아해서 탈이야'라고 자책하면서 다시는 그런 음식에 손을 대지 않겠다고 다짐하는 사람들이 있다. 하지만 대부분 그 음식을 보는 순간 의지가 와르르 무너진다. 그럴 때마다 나는 안타까움을 감출 수 없다. '정말 나는 어쩔 수 없어' 하며 스스로를 탓하는 것으로는 음식 탐닉을 막을 수 없다는 것을 알기 때문이다. 여기에 중독이 끼어들어 '초콜릿 중독', '케이크 중독'이라는 진단이 내려지면 상황은 더욱더 복잡해진다. 특정 음식을 끊겠다는 의지는 아무 의미가 없어지고 만다.

음식 중독의 메커니즘 ①
보상 시스템

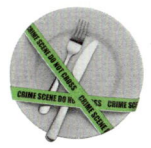

이제 지금까지의 연구 결과를 바탕으로 음식 중독의 기전에 대해 살펴보자.

우리는 코스 요리로 배부르게 식사를 마친 뒤에도 디저트로 나오는 케이크나 아이스크림의 유혹을 뿌리치기가 쉽지 않다. 분명 배불리 먹었는데 더 먹고 싶은 충동이 강하게 일어난다. 이는 생존 욕구가 아니다. 예전에 케이크나 아이스크림을 맛있게 먹었던 기억, 먹고 기분 좋았던 느낌 등이 뇌에 각인되어 일어나는 일종의 '보상' 욕구이다.

보상이란 어떤 행동을 했을 때 즐거움을 느끼고, 그 즐거움으로 다시 그 행동이 강화되는 과정이라고 정의할 수 있다. 음식, 물, 섹스 등이 본능과 직결된 일차적 보상이라면 돈, 음악, 아름다운 얼굴, 좋은 촉감 등은 이차적 보상이다.

우리 뇌에는 보상 중추가 있는데, 이를 자극하면 즐거움, 쾌감, 행복감 등의 감정이 생긴다. 뇌가 강력한 생물학적 힘을 발휘해 보상을 안

겨주는 것이다. 그러면 뇌는 더 큰 즐거움, 쾌감, 행복감 등을 충족시키기 위해 더 강한 자극을 원하고, 이를 적극적으로 찾도록 명령한다. 보상에 대한 기대가 우리 행동에 동기를 부여하는 것이다.

보상 중추는 쾌감 중추라고도 하는데, 자극을 받으면 도파민이라는 신경전달물질이 분비되면서 기분이 좋아진다. 그러면 뇌는 도파민이 더 많이 분비되기를 원하고, 도파민 수치가 올라갈수록 더욱 도파민 상승을 부추긴다. 자극을 받아 즐거웠던 순간을 놓치지 않고 반복하려는 동기가 뇌에 새겨진다. 배가 불러도 케이크나 아이스크림에 손이 가는 이유이다.

쥐를 대상으로 보상 중추에 대해 연구한 실험이 있다. 방바닥에 기분 나쁜 충격을 주는 전기를 흐르게 한 다음 한쪽에는 쥐, 다른 쪽에는 음식을 놓았다. 음식을 먹으려면 바닥을 가로질러야 하는데, 쥐는 전기 충격 때문에 움직이지 않았다. 배고픔도 전기 충격을 감수하면서까지 행동할 만한 동기가 되지 않았다. 하지만 뇌의 보상 중추를 자극하자 상황이 완전히 달라졌다. 심지어 배고픔을 느끼지 않는 쥐도 보상을 얻기 위해 전기가 흐르는 방바닥을 가로질렀다.

보상을 얻으려고 위험한 행동도 서슴지 않는 것은 도파민의 과다 분비 때문이다. 도파민 분비 기능이 정상이라면 음식 탐닉 등 잘못된 행동을 금방 알아차리고 이성적으로 대응할 수 있다.

우리 뇌에는 이성적 판단과 감정 조절을 하는 부위가 대뇌 앞부분 전두엽의 가장 앞쪽인 전전두엽PFC, prefrontal cortex에 있다. 대뇌 표면

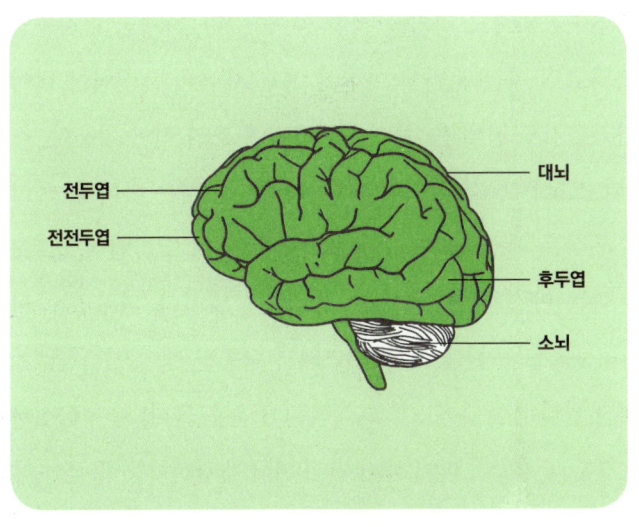

이성적 판단과 감정의 변화를 통제하는 전전두엽의 기능이 떨어지면
음식에 대한 조절 능력도 떨어진다.

을 구성하는 대뇌피질은 이성적 판단을 맡고, 대뇌 아랫부분을 차지하는 대뇌 변연계 limbic system 는 식욕, 성욕 같은 본능적 욕구와 다양한 감정의 변화를 맡는다. 전전두엽은 이성적인 생각과 감정의 변화가 충돌하는 것을 적절히 통제하는 역할을 한다.

보상 중추에서 도파민 분비가 정상 수준을 잘 유지한다면 일을 할 때도 활력이 넘치고 업무가 즐겁지만, 도파민 분비에 문제가 생기면 쉽게 피곤하고 무기력해지면서 활력을 잃는다. 일에 대한 동기부여도 사라지고 알코올이나 니코틴 중독에 빠지기 쉽다.

예를 들면 전전두엽이 건강하고 도파민 분비 기능이 정상인 사람은 식탁에 초콜릿과 케이크가 잔뜩 있는 걸 봐도 '저걸 먹으면 살찌겠지?' 생각하고 밖으로 나가 산책을 할 수 있다. 하지만 전전두엽 기능이 약화되고 도파민 분비에 이상이 생긴 사람은 통제력이 떨어져 생각을 시작하기도 전에 음식에 손을 뻗어 모조리 먹어 치운다.

그렇다고 모든 음식에 이런 반응을 보이는 것은 아니다. 폭식을 일으키는 음식은 따로 있다. 입안에 들어왔을 때 달콤함이 느껴지면서 사르르 녹는 맛, 즉 보상 중추를 자극하는 맛이다. 바로 앞에서 말한 쾌미_{palatability}를 주는 음식이다. 그래서 달콤한 케이크는 한없이 먹을 수 있지만 씁쌀한 브로콜리로 폭식하는 일은 드물다. 쾌미 음식은 케이크처럼 당분과 지방이 많이 들어 있어 자극이 강하다는 특징이 있다.

보상 중추를 자극하는 음식은 음식에 대한 충동과 욕구를 강하게 만든다. 가장 강력한 충동을 주는 건 당분_{탄수화물}이다. 특히 포도당, 과당, 액상 과당 같은 단당류와 설탕, 맥아당 같은 이당류를 합해서 부르는 단순 당은 지방보다 훨씬 강하게 식욕을 자극한다. 단순 당은 소화 과정 없이 바로 체내에 흡수되어 쾌감을 급속도로 높여주기 때문이다. 보상 중추를 더욱 강하게 자극하는 음식도 있다. 패스트푸드처럼 고당분과 고지방이 합쳐진 경우이다.

음식에 당분과 지방이 많이 들어갈수록 식사량은 더 늘어난다. 역시 보상 중추에 대한 자극의 강도가 높아지기 때문이다. 우리가 즐겨 먹는 햄버거를 생각해보면 답이 나온다. 햄버거의 크기를 1.5배 늘리고 가격은 20%만 올렸다고 가정해보자. 소비자는 가격이 올랐지만 전보다 큰 햄버거를 먹는 게 경제적이라고 생각하며 큰 사이즈를 선택한다. 그리고 분명 양이 늘었는데도 전에 먹던 햄버거와 비슷한 포만감을 느끼며 남김없이 먹는다. 아마 당분과 지방을 추가해 햄버거를 더 크게 만들었어도 다 먹을 수 있을 것이다.

쾌미 음식은 쾌감을 주는 맛 때문에 많은 양을 먹을 수 있다. 이와 더불어 그 음식을 먹었던 특정 공간, 음식과 관련된 여러 사건이나 환경을 뇌에 각인한다.

뷔페에서 배가 터지도록 음식을 먹고 그만 먹으려고 자리에 앉았는데 갑자기 저기 한쪽에 있는 티라미슈 케이크가 눈에 들어왔다. 그저 보기만 했는데도 먹고 싶은 욕구가 생겨난다. 티라미슈 케이크를 맛있게 먹었던 기억, 즐거웠던 그 순간의 감정이 떠올랐기 때문이다. 결국 배가 부른데도 티라미슈 케이크를 한 조각 집어 온다. 이렇게 단순한 시각 자극만으로도 욕구와 충동은 유발된다.

쾌미를 탐하는 식습관을 강화하는 요소는 다양하다. 단맛 나는 음식을 보기만 해도 기분이 좋았던 반응과 연관된 자극이 먹으려는 행동을 부추긴다. 그리고 특정 음식에 대한 보상을 얻기 위해 적극적으로 음식을 먹는다. 도파민 분비 기능에 문제가 생기면 몸에서 필요한 양보다 더 많이 먹는다. 점점 더 자주 먹고 점점 더 많이 먹고, 오로지 즐거움 때문에 이런 행동이 반복된다. 결국 '단서 자극-충동-보상'이라는 보상 시스템 사이클이 만들어지면서 습관이 되고 음식 중독에 빠진다.

마주하는 순간 음식 자체가 떠오르게 하거나 음식을 먹고 싶은 욕구를 부르는 자극을 '단서 자극'이라고 한다. 함께 음식을 먹었던 사람일 수도 있고, 음식을 먹었던 장소일 수도 있다. 아니면 음식을 먹었을 때와 같은 스트레스일 수도 있다.

단서 자극은 음식 중독 재발의 원인이 될 수 있기 때문에 중요하다. 음식 중독에서 벗어나려면 단서 자극이 무엇인지를 파악해 피하거나 더 이상 힘을 발휘하지 못하도록 자극을 약화시켜야 한다.

음식 중독의 메커니즘 ②
좋아함과 원함의 차이

우리는 보상 시스템 때문에 특정 행동을 반복한다. 행동이 되풀이되는 것은 그것을 원하기 때문이다. 그러나 원하는 것을 얻었다고 해서 항상 즐거움을 느끼는 것은 아니다. 단 음식을 간절히 원하고 입에 넣는 순간은 즐겁지만, 곧이어 다가올 후회를 감당하기는 어렵다.

우리는 쾌감을 주는 자극을 좋아할 뿐만 아니라 원하기도 한다.

좋아한다는 것liking은 어떤 자극에 대한 반응으로, 그 자극이 좋고 나쁨을 평가하는 과정에서 생기는 느낌이다. 예를 들어 티라미슈 케이크를 한 조각 먹으면 그 느낌이 미각을 통해 뇌로 전달되어 행복감을 느낀다면, 그것이 '좋아함'이다.

원한다는 것wanting은 욕구desire이다. 사전적 의미 그대로 '무엇을 얻거나 무슨 일을 하고자 바라는 일'이다. 예를 들어 현재 나의 마음 상태가 몹시 울적해 기분을 바꾸고 싶은데, 어제 기분 좋게 먹었던 티라미슈 케이크가 생각나 얼른 사 먹어야겠다는 욕구가 '원함'이다.

그러나 원함원하는 욕구을 충족했다고 해서 언제나 즐거움좋아함을 느끼는 것은 아니다. 대표적인 예가 마약 중독이다. 마약에 중독된 사람은 마약을 욕구 이상으로 갈망하지만 마냥 즐거움을 느끼지는 못한다. 마약에 의한 쾌락은 한순간에 불과하다는 사실을 알기 때문이다. 마약 중독은 원함원하는 욕구과 좋아함즐거움이 일치하지 않는 전형적인 예이다. 반면 음식 중독은 원함과 좋아함이 일치할 때 극대화된다.

원함과 좋아함을 조절하는 뇌의 부위가 서로 다르다는 사실은 2000년대 이후에 밝혀졌다. 이전까지는 어떤 행동을 강화시키는 보상 시스템이 뇌의 보상 중추와 도파민이라는 신경전달물질에 의해 작동된다고 생각했다. 좋아하는 행동을 하면 즐거움을 느끼고, 즐거움을 느끼면 그것을 계속 원한다는 설명이다.

그런데 쥐 실험을 통해 새로운 연구 결과가 나타났다. 쥐의 보상 시스템을 구성하는 도파민 신경을 차단했더니 음식을 좋아하기는 했지만 찾아다니지 않았다. 마약을 좋아하지 않으면서도 찾아다니는 마약 중독과 반대의 결과였다. 이 실험에서 연구자들은 좋아함과 관계되는 신경전달물질이 도파민이 아니라 오피오이드opioid; 엔도르핀을 비롯해 몸 속에서 분비되는 마약성 물질을 통틀어 이름라는 것을 밝혀냈다.

그리고 행동을 강화시키는 보상 시스템은 하나가 아니라 원함과 좋아함으로 나뉘어 있다는 사실을 알아냈다. '원함'은 도파민을 통해 얻을 수 있지만 '즐거움'은 오피오이드를 통해 얻는다. 보상 시스템인 뇌의 측좌핵에 도파민이 작용하면 욕구를 자극해서 그것을 얻고자 하는 행동을 유발하고원함, 오피오이드인 엔도르핀이 작용하면 자기에게 주어진 것을 즐긴다 좋아함.

쥐의 '원함' 신경 도파민을 차단하면 주위에 음식이 있어도 굶어 죽는다. 그러나 입에 직접 음식을 넣어주면 즐기는 표정이나 행동을 보인다. '좋아함' 신경 오피오이드만 차단하면 맛있는 음식을 덜 맛있다고 느낀다. 또한 자기가 좋아하는 음식을 보아도 앞발이나 입술을 핥는다든지 혀를 날름거리는 행동을 보이지 않고 훨씬 적게 먹는다. 과학자들은 이것을 쥐가 음식을 맛있게 느끼지 않기 때문이라고 해석한다.

도파민이 관여하는 '원함' 시스템은 음식을 먹는 행동 자체보다는 음식을 찾는 행동과 더 관련이 있다. 쾌미 음식을 찾아다니는 것은 '원함'의 작용이다. 음식을 찾아다니는 동안, 즉 '원함'만 활성화된 상태에서는 '즐거움'이 나타나지 않는다. 원하는 음식을 찾아 입안에 넣었을 때만이 오피오이드가 관여하는 '즐거움' 시스템이 작동하면서 행복한 기분을 느낀다.

마약 중독자들에게 오피오이드의 한 종류인 모르핀과 식염수를 주사하는 실험을 했다. 원하는 횟수만큼 주사를 맞을 수 있지만, 주사의 내용물은 모르게 한 채 주사를 맞은 뒤의 느낌을 들어보았다.

그 결과 적당량의 모르핀을 주사할 때는 쾌감을 느낀다고 했으며 계속 원했다. 식염수를 주사할 때는 주사액이 전혀 도움이 되지 않는다고 했고, 더 이상 원하지도 않았다. 그런데 모르핀을 아주 소량만 주사할 때는 비록 쾌감이 느껴지지 않지만 주사를 계속 놓아달라고 했다. 이때의 모르핀은 '원함' 시스템은 활성화시켰지만 '좋아함' 시스템을 활성화시키기에는 부족했던 것이다.

　설탕이 듬뿍 들어간 쾌미 음식을 먹으면 오피오이드의 한 종류인 엔도르핀이 늘어나면서 즐거움과 행복감을 느낀다. 보상 중추에서는 도파민이 늘어나면서 먹는 행동을 계속 하게 만든다. 쾌미가 강할수록 도파민 분비량도 늘어나고, '좋아함'의 감정이 늘어나기 때문에 오피오이드도 계속 늘어난다. 결국 자주, 많이 먹을 수밖에 없다.

　설탕과 마찬가지로 삼겹살이나 감자튀김 같은 고지방 음식도 음식 중독으로 이어지기 쉽다. 생리적으로 필요한 양보다 더 많이 먹고, 중독이 되면 점점 더 많이 먹어야 비슷한 쾌감을 느끼기 때문이다.

　동물실험 결과를 보면, 여기에도 도파민이 관여하고 중독이 심해질수록 도파민 수용체의 수가 줄어들어 더 큰 자극을 찾는다.

　미국 플로리다 주의 스크립스 연구소, 케니Kenny를 비롯한 연구 팀이 2010년 〈네이처 신경과학〉에 발표한 연구 결과를 보자.[10]

　실험 쥐를 세 그룹으로 나누어 첫 번째 그룹은 보통 사료, 두 번째 그룹은 하루 1시간 동안에만 베이컨, 소시지, 치즈 케이크 같은 고지방 고칼로리 음식, 마지막 그룹은 하루 종일 고지방 고칼로리 음식을 주며 40일 동안 먹게 했다. 예상대로 세 번째 그룹은 빠르게 체중이 늘어 비만해졌을 뿐만 아니라 음식을 먹을 때 즐거움을 얻는 역치가 상승했다. 더 많이 먹어야 전과 비슷한 수준의 즐거움을 경험하게 되었다는 뜻이다.

　그런데 연구에서 뜻밖의 결과가 발견되었다. 고지방 음식은 도파민 말고도 엔도카나비노이드endocannabinoid라는 물질의 분비를 증가시켜 중독 위험성을 높인다는 사실이었다.[11]

엔도르핀은 엔도endo+모르핀morphine의 합성어로 '몸속endo에서 분비되는 마약성 진통제'라는 의미이다. 마찬가지로 엔도카나비노이드는 엔도endo+카나비스cannabis의 합성어로 카나비스는 우리가 흔히 알고 있는 마리화나와 유사한 성분이다. 즉, '몸속에서 분비되는 마리화나 유사 물질'이라는 의미이다. 마리화나를 피우고 나면 음식에 대한 갈망이 아주 커지는데, 엔도카나비노이드는 이것과 비슷하게 강한 식욕을 유발하는 신경전달물질이다. 따라서 포화 지방이든 트랜스 지방이든 몸에 나쁜 지방을 먹고 싶은 욕구가 더 강하게 생겨난다.

지방은 에너지를 몸속에 축적하는 신체 시스템의 산물이다. 인간을 포함한 동물은 먹이가 떨어질 때를 대비해 최대한 에너지를 몸속에 많이 저장해두려는 본능이 있다. 기름진 음식을 맛본 뒤 엔도카나비노이드가 많이 생산되는 것도 진화 과정에서 에너지를 최대한 비축해두려는 본능의 산물이라고 할 수 있다.

음식 중독의 메커니즘 ③
인코딩과 조건반사

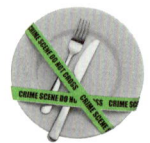

쾌미 음식이 몸에 들어와 특정 자극으로 학습되면 뇌신경 조직에 그 과정이 인코딩되면서 음식 중독은 시작된다.

쾌미 음식이 입에 들어가면 미각은 화학적 자극을 받아 뇌로 신호를 보낸다. 그러면 뇌는 '좋아함'과 '원함'을 느끼게 해주는 보상 중추를 자극해 화학물질을 분비한다. 이런 자극과 반응이 반복되다 보면 특정 자극에 대해 보상 중추가 더 강하게 반응하는 현상이 일어나는데, 이를 인코딩이라고 한다. 예를 들어 당분에 인코딩된 뇌신경 세포는 단 음식이 들어오면 평소보다 더 활발하게 반응하면서 더 많은 당분을 섭취하도록 우리 몸에 명령을 내린다.

쾌미 음식이 입에 들어왔을 때 즐거운 감정이 느껴지는 것은 '좋아함' 시스템에 관여하는 오피오이드 회로가 작동하기 때문이다. 오피오이드는 즐거움 말고도 고통과 스트레스를 가라앉히고 마음을 진정시키는 효과가 있어 단기적으로는 기분을 좋게 하고 우울감과 스트레스를 줄여준다. 우울하거나 스트레스를 받을 때 우리가 쾌미 음식을 찾는 이유이다.

오피오이드가 주는 즐거움은 생리적 현상인 포만감보다 더 강력하다. 따라서 오피오이드 회로를 자극하면 내 몸에서 원하는 생리적인 요구량보다 훨씬 더 많은 양의 음식을 먹는다. 오피오이드가 주는 더 많은 보상을 얻기 위해서이다. 이는 쥐 실험에서도 확인되었다. 쥐에게 평소 먹이던 음식이 아니라 당분과 지방이 가미된 음식을 주자 평소보다 훨씬 많은 양을 먹는 것을 관찰할 수 있었다.

음식을 먹을 때 쾌감을 느끼게 해주는 물질이 오피오이드라면 음식을 먹도록 행동을 자극하는 물질은 '원함' 시스템에 관여하는 도파민이다. 도파민이 활발하게 분비되는 쥐 앞에 장애물을 설치하고 그 너머에 고당분, 고지방 음식을 놓았더니 쥐는 온갖 방법으로 장애물을 뛰어넘어 음식을 찾아 먹었다.

도파민은 진화론적으로 볼 때 인류 생존을 위해 필요한 자극이었다. 먹을 의욕을 잃으면 생존할 수 없는 인류에게 도파민이 분비되어 자극을 주고 음식을 찾아 움직이는 섭식 행동은 생존에 필수 요소이다.

쾌감을 주는 도파민과는 다르지만 행복감을 주는 신경전달물질로 세로토닌이 있다. 세로토닌은 극심한 스트레스에 시달리거나 감정적인 트라우마를 받으면 급격히 고갈된다. 그러면 대뇌 변연계가 과도하게 활성화되면서 슬프고 우울한 느낌이 생기는데, 이때 우리 몸은 세로토닌 수치를 높이기 위해 탄수화물 섭취에 대한 욕구를 강하게 내보낸다. 특히 혈당을 빠르게 높이는 설탕, 액상 과당, 흰 밀가루 같은 음식에 대한 욕구가 커진다.

헤로인 같은 마약은 투여 횟수가 늘어날수록 약효가 떨어져 점점 더 많은 양의 약을 투여하게 만든다. 쾌미 음식의 효과도 마찬가지이다. 세로토닌 수치를 높이기 위해 기존에 먹었던 것보다 더 단맛이 나는 음식을 찾고, 양도 점점 늘어난다. 만일 이런 사람이 갑자기 다이어트를 하겠다고 탄수화물 음식을 줄이거나 끊으면 어떻게 될까? 며칠 가지 못하고 금단증상이 나타나 결국 전보다 단맛이 강한 탄수화물을 더 많이 찾게 된다.

사실 '중독'이라고 정의를 내리려면 '금단증상'과 '내성'이라는 조건이 충족되어야 한다. 금단증상은 중독을 일으키는 요인이 없어졌을 때 나타나는 증상으로 대부분 불쾌하거나 불편한 느낌이 든다. 탄수화물 섭취를 의도적으로 끊으면 두통, 어지럼증, 메슥거림, 단맛에 대한 갈망, 짜증, 불면, 우울감 등이 나타난다.

내성은 같은 효과를 얻기 위해 점점 더 많은 양이 필요해지는 현상을 말한다. 같은 쾌감을 얻기 위해 먹는 양도 늘어나지만 단맛이나 기름진 맛의 강도도 더 강해진다.

지속적으로 중독성 음식을 먹으면 결국 뇌에서 도파민 등의 수용체가 둔감해지면서 뇌는 더욱 강한 자극을 원하고[내성], 자극이 들어오지 않으면 금단증상을 보인다. 금단증상은 다시 음식을 찾게 만드는 자극이 되어 중독 치료를 어렵게 만든다.

파블로프의 개 이야기를 기억해보자. 파블로프는 개를 대상으로 반사 반응에 대해 연구했다. 벨을 울리고 동시에 먹이를 주면 개는 나중에 벨 소리만 듣고도 침을 흘렸다. 벨 소리가 조건자극이 되어 예측할 수 있는 반응을 보인 것이다.

조건반사는 단기간의 자극으로도 가능하다. 사람들에게 5일 동안 매일 아침 일정한 시간에 고당분·고지방 과자를 준 임상 시험이 있었다. 평소에는 아침에 과자를 먹지 않았던 사람들이었는데, 5일이 지난 후 이들은 과자를 먹던 시간이 되면 단 음식을 먹고 싶어 했다. 욕구가 뇌에 인코딩된 것이다.

동물은 단서 자극을 받지 않을 때에도 꾸준하고 일정하게 도파민을 분비한다. 하지만 보상을 주면 일시적으로 도파민 분비량이 급격하게 늘어난다.

보통 주스보다 당분이 더 많이 들어간 주스를 먹어 도파민 분비가 평소보다 크게 늘어난 원숭이들을 상대로 한 실험이 있었다. 이 원숭이들에게 먼저 시각적인 단서 자극을 주고 당분이 많은 주스를 주었다. 이를 반복해서 사건의 순서에 익숙해지자 원숭이들은 시각적인 자극만으로도 도파민 분비가 활발해졌다. '보상을 예고하는 자극'만으로도 도파민 분비량이 늘어난 것이다.

지금까지 설명한 음식 중독에 대한 연구 결과를 종합해보면 다음과 같은 사이클이 그려진다.

- 눈앞에 티라미슈 케이크가 보인다.
- ▶ 시각적인 자극이 도파민 분비를 촉진한다.
- ▶ 도파민원함은 우리의 발걸음을 티라미슈 케이크 쪽으로 가게 만들어 음식을 집어 온다.
- ▶ 음식을 먹는 순간 오피오이드좋아함가 분비된다.
- ▶ 즐거움을 느끼면서 계속 음식을 입에 넣는다.
- ▶ 도파민과 오피오이드는 음식을 더 많이 자주 먹게 유도한다.
- ▶ 음식 섭취가 늘면서 일시적으로 스트레스가 줄어들고 세로토닌이 상승한다.
- ▶ 일시적으로 우울감이 해소된다.
- ▶ 일련의 과정이 뇌에 인코딩된다.
- ▶ 다음번에 같은 음식을 보면 시각적인 자극만으로 도파민이 분비된다.

이 메커니즘을 이해하면 의지만 가지고 음식 중독에서 탈출하겠다는 마음이 사라진다. 음식 중독의 기전이 생각보다 너무 강력한 시스템을 가지고 있다는 것을 깨닫기 때문이다.

보상 시스템과
습관

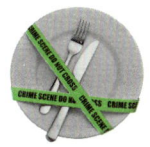

 음식 중독에서 벗어나려면 쾌미 음식을 먹는 식습관을 바꾸어야 한다. 하지만 보상 시스템에 의해 만들어지는 습관의 실체를 알면 벗어나는 것이 쉽지 않음을 알 수 있다.

 익숙한 자극 단서 자극에 의해 행동이 반복되고, 여기에 보상이 이루어지다 보면 그 행동이 뇌에 인코딩된다. 이것이 바로 '습관'이다. 습관이 되면 비슷한 자극에 대해 무의식적으로 같은 방식의 반응을 보인다.

 예를 들어 직장 동료들과 점심을 먹고 나서 사무실로 들어오기 전 카페에 들러 달달한 카페모카를 마시며 수다를 떨었다. 그때 스트레스도 풀리고 기분이 좋아졌다. 그 뒤로 자연스레 이런 일을 몇 번 반복했다. 이제는 하루도 그냥 지나치지 못하고 카페에 들른다. 일상에서 습관이 되어버린 것이다.

 한때 '식후 불연초는 3초 즉사'라는 말이 유행이었다. 물론 흡연가들이 지어낸 농담이었다. 흡연가라면 스트레스를 많이 받았거나 식사 후 자기도 모르게 손가락 사이에 끼워져 있는 담배 한 개비를 보고 깜짝 놀란 적이 있을 것이다. 무의식적으로 자신도 모르게 담뱃갑에서 담배를 꺼낸 행위, 즉 습관이다.

집에 들어가는 길에 아이스크림을 사 먹는 행동이 습관이 되면 먹고 싶은 욕구가 없어도 무의식적으로 편의점에 들어가 아이스크림을 사 먹는 자신을 보게 된다. 눈에 보이는 편의점이 시각적 자극 단서 자극이 되어 조건반사적으로 편의점에 들어가 늘 먹던 아이스크림을 사서 입에 문다.

여기에도 도파민이 관여한다. 편의점을 보자마자 아이스크림이 먹고 싶다는 욕구를 충족하기 위해 동기부여 회로와 관련된 도파민 분비가 늘어난다. 아이스크림을 먹고 쾌감을 느끼는 날이 되풀이되면 이제는 편의점을 그냥 지나치지 못한다. 더 많은 보상을 얻기 위해 동기부여 회로가 더욱더 활성화되면서 도파민 분비가 늘어나고 자신도 모르게 편의점에 들어가는 습관이 생긴다. 점점 더 늘어나는 도파민은 새로운 습관을 강화시킨다. 맥도널드 매장이 세계 어디를 가나 똑같은 모습인 것은 시각적 자극 단서 자극이 되어 무의식적으로 햄버거를 사 먹는 행동으로 연결하려는 고도의 전략이다.

습관은 편리함을 준다. 늘 벌어지는 일상의 사건들에 빠르게 반응할 수 있고 낯선 상황이 아닌 이상 일부러 정신을 집중할 필요가 없기 때문이다. 하지만 편리함에는 대가가 따른다. 익숙한 상황에 대한 통제력을 잃을 수 있다는 것. 한마디로 아무 생각 없이 몸을 움직이기 때문에 잘못된 행동을 바로잡기 힘들다. 습관은 자극과 반응이라는 반복 학습으로 만들어지지만 뇌와 근육이 습관에 익숙해지면 바꾸기 힘들다.

 보상을 얻기 위해 쾌미 음식을 찾는 습관이 굳어지면 음식 중독에 빠지는 것은 시간문제다.

 스트레스를 받을 때마다 초콜릿을 먹어야 기분이 나아지는 사람이 있다고 하자. 이런 행동은 습관이기 때문에 같은 상황에서 초콜릿 섭취를 끊기 어렵다.

 그래도 의지를 내어 초콜릿을 끊어보겠다면 어떻게 해야 할까? 스트레스를 받을 때마다 조건반사적으로 떠올랐던 초콜릿을 달지 않은 다른 음식을 먹거나 운동으로 대체하며 스트레스와 초콜릿 섭취의 고리를 끊어나가야 한다. 그런데 습관은 이미 무의식중에도 행동할 수 있도록 인코딩되어 있으므로 자기도 모르는 사이에 반복하는 일이 생긴다. 이때는 의식적으로 상황을 알아차리도록 정신을 집중하고 의식적으로라도 자각 능력을 키워야 한다. 잦은 초콜릿 섭취는 음식 중독이 될 확률이 높다는 사실을 인지하면, 스트레스와 초콜릿으로 연결되는 습관의 고리를 새로운 습관으로 대체하는 반복 행동을 통해 끊을 수 있다. 그 방법은 뒤에서 좀 더 자세히 소개하기로 한다.

보상 시스템과 비만

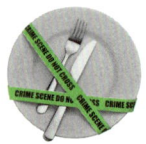

최근 연구에 따르면 도파민 분비는 뇌의 보상 중추뿐만 아니라 신진대사에 관여하는 호르몬 신호에 의해서도 조절되는 것으로 밝혀졌다. 이전까지는 식욕 억제 호르몬인 렙틴과 도파민의 연결 고리를 찾지 못했는데, 이 연구로 두 신경전달물질이 서로 영향을 주고받는다는 사실도 밝혀졌다. 쥐 실험에서 보면 렙틴 호르몬을 주입받은 쥐는 쾌미 음식을 찾아나서는 반응이 눈에 띄게 떨어진다. 연구자들은 이것을 렙틴이 '원함'의 음식 중독 기전인 도파민의 분비 작용을 조절하기 때문이라고 해석하고 있다.

그렇다면 다음과 같은 추론을 해볼 수 있다.

'렙틴 저항성이 있는 사람은 보상 시스템을 조절하는 능력이 떨어지고, 그 때문에 음식 중독에 빠질 위험이 높아진다.'

우리는 누구나 크고 작은 스트레스를 받으면서 살아간다. 스트레스를 받으면 스트레스 호르몬이 분비돼 본능적으로 단 음식에 손이 간다. 그런데 누구는 피자 한 판을 다 먹어도 체중이 꿈쩍도 하지 않는데 누구는 케이크 한 조각만 먹어도 다음 날 체중이 늘어난다. 그 차이는 어디에 있을까? 렙틴 저항성, 인슐린 저항성, 만성 염증이 있는지 여부에 따라 몸의 반응이 다르기 때문이다.

우리 몸의 식욕 조절 시스템이 정상적으로 가동되고 있다면 어쩌다 스트레스를 받아 케이크를 잔뜩 먹어도 체중과 체지방은 알아서 일정 수준을 유지한다. 그런데 스트레스를 지속적으로 받으면서 케이크나 초콜릿을 먹는 것이 습관이 되면 어느덧 중독이 되고 반복적으로 탄수화물을 과잉 섭취하게 된다. 결과적으로 렙틴과 인슐린의 작동 능력이 떨어지고 복부에 지방이 쌓이면서 몸이 망가지기 시작한다. 세트포인트가 올라가고 몸은 음식 중독에 취약해진다. 안타깝게도 비만이 시작되는 것이다.

강한 의지로 초콜릿이나 케이크를 멀리하고 싶지만 눈만 돌리면 언제든 손에 넣을 수 있는 환경에서는 자꾸만 늘어나는 체중을 막기 힘들다. 보상 시스템으로 '감정적 과식'도 일어나기 쉽다. 체질적으로 살이 찌기 쉬운 사람이라면 조절 시스템이 망가지면서 결국 비만으로 이어진다.

음식 중독의 시스템을 이해하고 나면 한 가지 의문이 든다. 누구나 스트레스를 받고 그 때문에 탄수화물을 탐닉할 수 있는데, 더구나 쾌미 음식은 우리 주변 어디에나 있는데, 왜 일부만 음식 중독에 빠져드는 것일까? 또한 음식 중독에 빠져도 누구는 살이 찌고 누구는 쉽게 살이 찌지 않을까?

이 질문에 대한 명쾌한 해답은 아직 없다. 음식 중독 유혹이 많은 환경에서도 몸과 마음이 강하게 저항하면 건강한 몸을 유지할 수 있지만, 지속적인 자극과 환경의 공격에 저항력이 떨어지면 몸은 쉽게 무너진다.

동물실험의 경우 쉽게 비만이 되는 쥐는 그렇지 않은 쥐에 비해 도파민 신호체계에 차이가 있었다. 쉽게 살이 찌는 쥐는 더 자극적이고 많은 양의 음식을 먹어야만 도파민 수용체의 활성이 늘어났다.

마른 사람과 비만인 사람을 대상으로 한 연구에서도 두 그룹 사이엔 도파민이나 오피오이드 수용체 유전자 발현에 차이가 있다는 결론을 얻었다. 쾌미 음식을 보고 일으키는 자극의 정도, 쾌미 음식을 먹고 느끼는 쾌감의 정도가 반응이나 행동 면에서 체형별로 다르게 나타났다. 비만인 사람일수록 더 강한 자극에 대해 수용체가 활성화되었다.

비만인 사람은 마른 사람과 달리 설탕이 매우 많이 들어간 음식을 먹어야 기분이 좋아졌다. 또한 패스트푸드점을 그냥 지나치지 못하고, 햄버거를 먹으러 매장으로 들어가는 횟수가 많았다. 도파민과 오피오이드가 마른 사람과 비만인 사람의 몸에서 서로 다른 양상으로 작동하기에 다른 모습을 보인 것이었다.

최근 탄수화물 음식을 탐닉하는 사람들의 뇌 fMRI를 연구한 결과를 보면 이들의 뇌는 약물 중독인 사람들과 비슷하다는 소견이 나왔다. 탄수화물에 탐닉하는 사람의 뇌는 단 음식을 먹는 순간 행복감을 느끼는 뇌 부위가 활성화되는데, 약물 중독자가 마약을 먹거나 흡연자가 담배를 피울 때와 비슷한 모습이었다. 전 세계 인구에 대비하면 마약 중독자는 극소수이다. 하지만 누군가는 빠져드는 것처럼 음식 중독도 사람별로 다른 유전적 요인 때문에 누군가는 쉽게 빠질 수 있다.

아직까지 비만과 관련된 자료를 보면 '과식이 비만의 원인'이라는 단순 논리로 비만을 설명하는 사람들이 많다. 여기에는 세트포인트와 렙틴 저항성에 대한 설명이 없다. 심지어 '보상 시스템이 비정상적으로 작동해 중독을 유발했기 때문'이라는 설명은 더더욱 끼어들 여지가 없다.

평소보다 적게 먹고 운동하면 누구나 살이 빠질까? 렙틴 저항성을 해결하지 못하고 음식 중독에서 벗어나지 못하는데, 정말 비만에서 탈출할 수 있을까?

지금까지의 설명을 잘 이해했다면 음식 중독에 빠져 있는 사람은 물론 음식 중독에 빠질 위험이 있는 사람도 여기에 대한 경각심을 가져야 한다. 음식 중독에서 벗어나지 못한 채 비만에서 탈출하려는 시도는 영원히 언덕을 올라야 하는 시시포스와 다를 바 없는 굴레인 셈이다.

어떤 현상에는 반드시 원인이 있다. 교통 체증이 일어나면 우리는 어디에서 사고가 났거나 공사를 하겠지 하며 원인을 파악해본다. 감기에 걸리면 간밤에 이불을 걷어차고 잤거나 피로가 쌓인 것은 아닌지 추측해본다. 원인을 파악하면 문제를 해결할 수 있다. 원인을 수습하거나 바꾸면 된다. 그런데 **원인이 복합적이라면 해결책 또한 복잡해진다.**

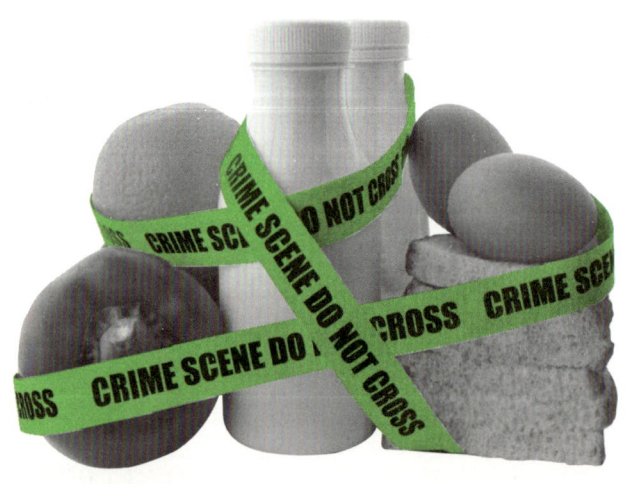

Chapter 3
음식 중독의 요인

음식 중독의 요인 ①
만성 스트레스

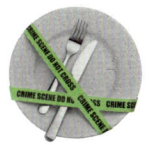

어떤 현상에는 반드시 원인이 있다. 교통 체증이 일어나면 우리는 어디에서 사고가 났거나 공사를 하겠지 하며 원인을 파악해본다. 감기에 걸리면 간밤에 이불을 걷어차고 잤거나 피로가 쌓인 것은 아닌지 추측해본다. 원인을 파악하면 문제를 해결할 수 있다. 원인을 수습하거나 바꾸면 된다. 그런데 원인이 복합적이라면 해결책 또한 복잡해진다. 모든 원인을 없애야 정상 상태로 회복할 수 있기 때문이다.

  음식 중독을 일으키는 요인은 상당히 많다. 만성 스트레스, 수면 장애, 정제 가공식품 섭취 등이 현재까지 밝혀진 음식 중독의 주요 원인이다. 하지만 아직 우리가 모르는 더 많은 요인이 작용하고 있을지도 모른다. 앞으로 과학적이고 체계적인 연구가 더 진행되면 또 다른 요인이 밝혀질 수도 있다. 우선 여기에서는 앞서 언급한 요인들을 중심으로 설명하고자 한다.

현대인이 하루 종일 하는 말 가운데 가장 많이 하는 말이 '스트레스'이다. 스트레스는 암 유발 요인의 1순위이기도 한데 왜 어떻게 생기는지에 대해서는 아직도 명확한 원인 규명이 되지 않았다. 스트레스는 크게 단기간에 영향을 받고 곧 치유되는 급성 스트레스와 오랫동안 지속되어 위험성이 큰 만성 스트레스로 나눌 수 있는데, 그중에서 만성 스트레스가 음식 중독의 중요한 유발 요인 중 하나이다.

먼저 내가 만성 스트레스에 빠져 있는지 점검해보자.

> ✅ **Checklist 만성 스트레스**
>
> ☐ 특별한 이유 없이 피곤함을 느낀다.
> ☐ 아침에 잠자리에서 일어나기 힘들다.
> ☐ 수면 시간이 6시간 미만이다.
> ☐ 숙면을 취하기 힘들다. 혹은 잠을 자다가 두세 번 깬다.
> ☐ 이유 없이 불안하고 우울할 때가 있다.
> ☐ 허리둘레가 늘었다.
> ☐ 체중이 조금씩 늘고 있다.
> ☐ 초콜릿, 설탕 커피, 빵, 과자, 케이크 같은 당분이 들어간 음식이 자주 당긴다.
> ☐ 집중력이나 기억력이 떨어졌다.
> ☐ 두통이나 어지럼증이 자주 생긴다.
> ☐ 목뒤나 어깨가 뻐근하고 아픈 적이 자주 있다.
> ☐ 몸이 잘 붓는다.

- ☐ 변비가 심하거나 설사가 잦다.
- ☐ 소화가 안 되고 배에 가스가 찬다.
- ☐ 성욕이 떨어졌다.
- ☐ 환절기마다 감기에 자주 걸리는 편이다.

이 항목 가운데 절반 이상이 해당된다면 만성 스트레스에 시달린다고 봐도 좋다.

원시인류의 스트레스와 스트레스 반응

스트레스와 관련해 의대 시절 읽은《정신신경면역학》서문에 나온 글을 소개해본다. 스트레스가 면역 기능을 떨어뜨려 암이나 감염성 질환에 걸릴 확률이 높다는 내용의 책이었다.

밤늦게까지 일하고 나서 피곤한 몸으로 차를 몰고 집으로 왔다. 차문을 열고 마당 잔디에 발을 내딛는데 순간 물컹 하고 무언가가 밟혔다. '뱀이구나' 하고 생각한 순간 머리카락이 쭉 뻗치고 가슴이 콩닥콩닥 뛰면서 바로 차 안으로 뛰어 들어갔다. 플래시를 켜고 자세히 살펴보니 뱀이 아니라 잔디에 물을 주기 위해 내다 놓은 고무호스였다. 안도의 한숨과 함께 맥박은 정상 수준으로 떨어지고 있었다.

왜 이런 현상이 일어날까? 고무호스를 밟았는데도 뱀이라고 대뇌에서 '인식'하는 순간 이 신호는 빠르게 시상하부와 뇌하수체를 거쳐 신장 위에 있는 부신에 다다른다. 부신에서는 아드레날린과 스트레스 호르몬인 코르티솔을 분비한다. 맥박이 빨라지고 호흡이 가빠지면서 혈압이 올라간다.

우리 뇌는 스트레스라고 '인식'하는 순간부터 자동적으로 스트레스 반응을 일으킨다. 이러한 스트레스 반응을 이해하려면 이른바 'fight-or-flight' 투쟁-도피 반응을 알아야 한다.

먼 옛날 농경 사회 이전의 삶으로 잠시 돌아가보자. 당시 원시인류는 먹을 것을 얻기 위해 수렵과 채집을 하며 살았다. 어느 날 사냥을 나갔다가 상대하기 버거운 큰 동물과 맞닥뜨렸다. 그들은 어떻게 해야 할까? 생존을 위해 필사적으로 도망치든지 아니면 죽기 살기로 싸워야 했다.

용기를 내어 싸우기로 결심한 순간 팔다리 근육이 긴장한다. 팔다리 근육이 최대한 힘을 발휘해야 하기 때문이다. 심장은 빠른 속도로 펌프질을 해대면서 팔다리 근육에 혈류량을 늘린다. 산소와 연료를 충분히 공급하기 위해서이다. 혈액 속에는 혈당과 지방산 농도가 늘어난다. 위장관은 잠시 일을 멈춘다. 한가롭게 음식을 소화하거나 흡수할 때가 아니다.

잠시 뒤 큰 동물은 쓰러졌고 사냥은 성공적이었다. 이제 아드레날린 분비가 줄어들면서 맥박과 호흡이 느려지고 혈압이 정상 수준을 회복한다. 코르티솔은 위기 상황에서 연료로 썼던 당질과 지방산을 재충전하기 위해 식욕을 자극한다. 음식을 먹어 당질과 지방산을 보충하고 나면 비로소 코르티솔 분비가 줄어들면서 큰 동물과 마주하기 이전 상태로 돌아간다. 스트레스가 멈춘 것이다.

이것이 우리 몸이 항상성을 유지하기 위해 스트레스 → 스트레스 반응 → 상황 종료 후 원래 상태로 되돌아가는 생리적 단계이다. 일시적으로 스트레스가 생겼지만 원인이 없어지고 나면 몸은 금방 원위치를 찾는다. 하지만 현대인의 스트레스 양상은 원시인류의 스트레스와 너무 달라졌다. 자연·사회적 환경이 너무 많이 변했기 때문이다.

현대인의 스트레스와 스트레스 반응

원시인류는 살고 있는 동굴이나 움막에 햇빛이 들어오면 자연스레 잠에서 깨어났다. 반면 현대인은 아침부터 울려대는 자명종 소리에 억지로 잠에서 깬다. 자연스레 하루를 시작했던 원시인류와 달리 현대인은 아침에 눈을 뜰 때부터 스트레스를 받는다.

자리에서 일어나 서둘러 출근하려면 바삐 움직여야 한다. 아침 식사는 건너뛰거나 먹는 둥 마는 둥 하고 급하게 집을 나선다. 출근길은 늘 고달프다. 어디서 사고가 났는지 도로는 주차장이 되어버렸다. 지각할까봐 안절부절못하는 동안 스트레스 호르몬 수치는 정점을 모르고 계속 올라간다.

결국 아침 회의에 늦었다. 상사의 꾸지람 소리가 이날따라 크게 들린다. 불편한 마음에 습관적으로 자판기 커피를 들고 자리에 가서 앉는다. 마음을 가다듬고 커피로 스트레스를 조절하려고 하는데, 엎친

데 덮치는 격으로 중요한 서류에 커피를 쏟고 말았다. 이제 스트레스로 온몸이 폭발할 지경이 되었다.

현대인의 스트레스는 원시인류의 일회성 스트레스와 달리 크고 작은 스트레스의 연속이다. 스트레스 호르몬이 스트레스 반응을 일으킨 다음에는 다시 정상 수준으로 내려가야 하는데, 스트레스 호르몬을 높이는 자극이 쉬지 않고 반복되는 것이다.

원시인류가 큰 동물과 맞닥뜨렸을 때 아드레날린과 코르티솔이 분비되는 중요한 이유 중 하나는 죽기 살기로 싸우든 도망치든 근육 활동을 최대한 지원하기 위해서였다. 아드레날린과 코르티솔이 올라가야만 혈액 속의 당분과 지방산 농도를 높이고 근육에 혈액이 몰려 평소보다 강한 힘을 쓸 수 있기 때문이다.

그러나 현대인이 살아가는 환경은 원시인류와 너무나 달라졌다. 꽉 막힌 도로 위의 차 안이나 책상에 가만히 앉은 상태에서 스트레스 반응이 일어난다. 아드레날린은 계속 맥박을 빠르게 하면서 혈압을 높이고 근육을 긴장시켜 목뒤가 뻐근하고 허리가 뻣뻣해진다. 코르티솔은 본능적으로 식욕을 자극하고, 근육 활동으로 에너지를 더 많이 소모하지 않았는데도 당질과 지방 섭취를 부추긴다. 원시인류와 달리 몸을 움직이지 않고 가만히 앉아 있는데도 달거나 기름진 음식이 당기는 이유이다. 특히 설탕이나 흰 밀가루 같은 정제 탄수화물은 섭취하는 즉시 바로 사용할 수 있는 에너지원이기 때문에 스트레스 호르몬인 코르티솔이 가장 좋아하는 음식이다.

원시인류와 현대인의 스트레스 비교

	원시인류	현대인
스트레스 종류	생명을 위협하는 급성 스트레스 (주로 육체적인 스트레스)	크고 작은 지속적인 스트레스 (주로 정신적인 스트레스)
스트레스 반응	투쟁-도피 반응	신체 활동이 거의 없음
스트레스 반응 후 결과	• 에너지가 고갈되어 보충 필요 • 식욕 증가 • 당질과 지방 재충전 • 코르티솔 분비 감소 • 항상성 회복	• 에너지가 고갈되지 않았는데도 고당분 고지방 음식을 찾음 • 스트레스로 인한 과식, 폭식 • 코르티솔, 인슐린 상승 지속 • 항상성 회복하지 않음 • 지방의 과다 축적, 복부 비만

스트레스와 알로스타시스 allostasis

우리 몸은 외부 환경의 변화에 능동적으로 대응하는 조절 기능을 가지고 있다. 따라서 예측할 수 있는 상황에서는 항상성 homeostasis에 따라 일정한 상태를 유지한다. 체온이나 혈당이 항상 똑같은 범위 안에서 잘 유지되는 점은 항상성의 좋은 예이다.

원시인류도 겨울이 다가오면 식량이 부족할 거라는 사실을 경험으로 알고 있었다. 따라서 식량이 풍부할 때 몸에 지방 형태로 에너지를 비축해두었다. 추위와 굶주림이 이어지는 겨울을 나기 위한 본능이었다. 이 역시 우리 몸의 항상성이라고 설명할 수 있다.

외부 환경의 변화에 대응하는 몸의 조절 기능을 설명할 때 항상성에서 한 발짝 더 나아간 개념이 있다. 외부 환경의 변화를 본능적으로 예측할 수 없을 때 나타나는 몸의 조절 기능이다. 겨울이 지나고 봄이 와야 하는데 혹한기가 1년 내내 계속된다거나 전쟁으로 몇 년 동안

식량이 부족할 때 우리 몸은 생존을 위해 신체의 모든 기능을 동원해 조절작용에 들어간다. 세트포인트를 바꾸면서 새로운 환경에 적응하려는 작용, 바로 알로스타시스이다.

현대인의 만성 스트레스가 알로스타시스에 해당한다. 한 치 앞도 예측할 수 없는 새로운 환경에 적응하려는 생존 방식이 만성 스트레스이다. 체중이 늘 일정 수준을 유지하지 못하고 세트포인트가 자꾸만 상향 조정되는 것도 알로스타시스의 결과이다.

만성 스트레스는 현대인이 앓고 있는 온갖 질병의 원인이다. 그런데 왜 이것이 생존을 위해 몸을 변화시키는 알로스타시스에 해당될까? 현재로서는 우리 몸이 진화 과정에서 미래를 길게 내다보지 못하고 당장 세트포인트를 바꾸는 것만으로 생존을 도모하기 때문으로 추측한다.

만성 스트레스는 비만을 불러일으킨다. 현대인은 아직까지 새로운 환경에 적응하는 과정에 있기 때문에 생존을 위해 복부 지방을 축적하는 것으로 몸의 변화를 도모한다. 복부 지방이 대사증후군, 당뇨병, 심장병으로 이어져 건강에 해롭지만 알로스타시스가 이를 인식하지 못하고 잘못된 방향으로 우리를 이끌고 있는 셈이다.

문제는 이런 식으로 만성 스트레스가 해결되지 못하고 계속되는 경우이다.

만성 스트레스는 스트레스 호르몬인 코르티솔이 계속 높아져 있는 상태이다. 코르티솔이 높아지면 혈당이 내려가지 않고 일정 수준 이상을 항상 유지하려고 한다. 코르티솔은 음식을 먹으려는 욕구를 자극하

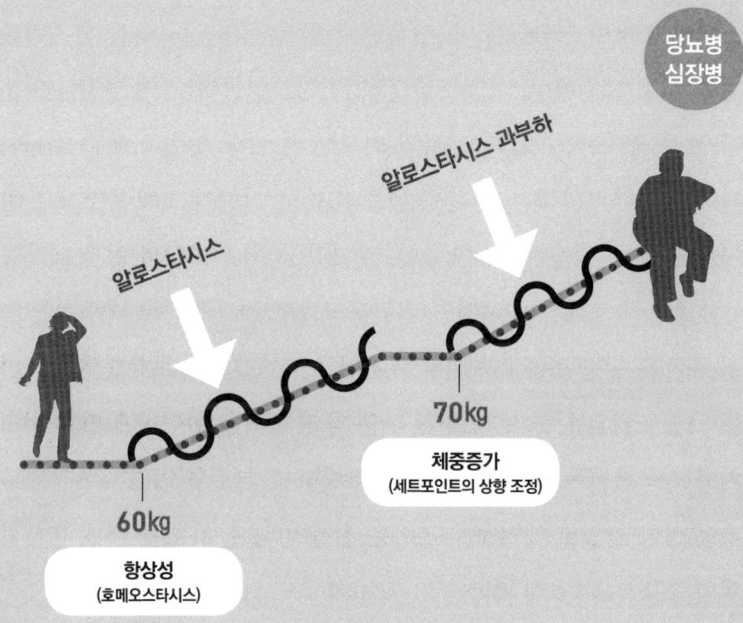

만성 스트레스에 반응하여
세트포인트가 올라가는 것은
생존을 위한 우리 몸의 알로스타시스 반응이다.

기 때문에 탄수화물 섭취가 높아지고 혈당은 계속 높은 수준을 유지한다. 높은 혈당을 조절하기 위해 인슐린이 바쁘게 작동하다보니 인슐린도 과부하가 걸려 작동 능력이 떨어지는 인슐린 저항성이 생긴다.

그 결과 근육이 혈당을 제대로 활용하지 못해 혈당은 계속 높은 수준을 유지한다. 코르티솔과 인슐린이 동시에 높은 수준을 유지하면 렙틴 호르몬이 제대로 작동하지 못하면서 체지방의 세트포인트가 올라간다. 세트포인트가 상승해 복부 지방이 자꾸 쌓이면 복부 비만이 된다.

알로스타시스는 원래 스트레스 관리 과정이다. 일시적으로 발생한 스트레스가 그때그때 해결되어야만 정상적으로 작동한다. 하지만 만성 스트레스 상태에 돌입하면 스트레스 대처 능력에 과부하가 걸려 스트레스 호르몬 분비 능력이 눈에 띄게 떨어진다. 결국 알로스타시스의 과부하는 인슐린 저항성, 렙틴 저항성, 근육량 감소, 수면 장애, 우울감으로 이어지며 이는 당뇨병, 심장병, 우울증 같은 질병에 대한 위험도 높아짐을 의미한다.

뱃살의 주범

스트레스 호르몬인 코르티솔과 인슐린이 만나면 복부 비만으로 이어지면서 체중의 세트포인트가 상승한다.

실제로 코르티솔과 복부 비만의 밀접한 상관관계는 만성 스트레스와 관련된 많은 연구를 통해 밝혀져 있다. 코르티솔은 렙틴 감수성을 떨어뜨려 단 음식을 더 자주 찾게 만들고, 몸에서 필요한 수준보다 더 많은 음식을 먹게 한다. 인슐린은 지나치게 많이 들어온 당질을 당질 창고인 간과 근육에 더 이상 비축하지 못하고 지방 형태로 내장 사이사이에 쌓아둔다.

만성 스트레스와 복부 비만은 서로 영향을 미치며 점점 악화된다. 복부 내장 사이사이에 쌓인 지방을 내장 지방이라고 하는데, 내장 지방이 쌓이면 그 자체로 인슐린 저항성이 생기고 혈액 내 코르티솔 농도가 다시 높아진다. 내장 지방이 더욱 쉽게 쌓이는 상황에 이르는 셈이다. 이런 상황이 반복되면서 내장 지방은 계속 늘어간다. 내장 지방이 많이 쌓이면 인슐린 저항성이 악화되고 렙틴 기능이 떨어져 결국 당뇨병의 원인이 된다.

만성 스트레스는 내장 지방을 쌓을 뿐만 아니라 남성호르몬인 테스토스테론 수치도 떨어뜨린다. 테스토스테론 농도가 낮아지면 근육량이 줄어들고 그 자리를 지방이 차지한다. 또 성욕이 줄어들고 불임을 일으킬 수 있으며 쉽게 우울해지고 불면증이 나타난다.

여성을 대상으로 한 만성 스트레스 연구에서도 우울과 불안이 있다고 대답한 여성은 그렇지 않은 여성보다 코르티솔 수치가 더 높았고, 테스토스테론과 갑상선 호르몬 수치는 더 낮았으며, 복부 지방이 더 많았다. 또한 머리카락이 쉽게 빠져 원형 탈모증이 잘 생기며 피부 노화가 빠르게 진행되었다. 면역 기능도 떨어져 감염성 질환이나 암에 더 잘 걸린다는 결과가 있었다.

그 밖에 여러 연구 결과를 종합해보면 만성 스트레스는 성장호르몬, 테스토스테론, HDL콜레스테롤유익한 콜레스테롤을 떨어뜨리고 인슐린, 혈당, 콜레스테롤, 혈압을 높이는 것으로 알려졌다.

복부 비만은 체중 증가를 의미하는데, 스트레스로 체중이 늘어나면 스트레스 호르몬도 더 많이 분비되기 때문이다. 만성 스트레스에 시달리는 사람은 우울감이나 기억력 장애가 잘 나타나고 골다공증, 심장병, 암 등의 질병에 걸릴 위험이 늘어난다. 사회적으로도 대인 관계를 피하게 되고 자신감을 잃어 업무 효율이 떨어진다. 자신을 쳐다보는 사람들의 시선이 두려워지다보니 집 밖으로 잘 나가지 않고, 신체 활동량이 떨어지면서 체중이 더욱 늘어나는 악순환으로 이어진다.

현대인의 만성 스트레스는 대부분 우울, 불안, 고독, 무력감, 이혼, 퇴직 같은 정신적·사회적 이유가 큰 원인으로 작용하지만, 복부 비만과 체중 증가도 주요 요인이 된다.

만성 스트레스가 음식 중독으로

스트레스가 지속되어 알로스타시스 반응이 일어나면 세트포인트를 상향 조정하기 위해 쾌미를 주는 고당질·고지방 음식에 대한 섭취 욕구가 늘어난다. 그 순간 혈당을 빠르게 높이고 입에서 사르르 녹으며 쾌미를 제공하는 정제 가공식품은 이미 우리 주변에 넘치고 있다.

만성 스트레스 때문에 생긴 식욕을 멈추지 못하고 지속적으로 쾌미 음식을 먹다 보면 몸은 보상 시스템을 자극하며 음식 중독에 빠지기 쉬운 상태가 된다. 게다가 만성 스트레스로 도파민이나 세로토닌 수치가 떨어진 상태에서는 더욱 쉽게 중독에 빠져든다.

　여기에 한 가지 더 음식 중독을 부추기는 요인이 있다. 바로 식품 가공 업계의 적극적인 마케팅이다. 식품 가공 업계는 매출을 높이기 위해 우리 몸의 보상 시스템을 최대한 자극하는 음식을 개발한다. 그리고 소비자들이 더 자주 많이 먹을 수 있는 맛을 찾아내기 위해 전문가들이 머리를 맞대고 설탕, 지방, 소금의 배합을 연구한다. 물론 이들이 일부러 음식 중독 환자를 만들어내는 것은 아니지만 쾌미 음식을 만들기 위한 식품 가공 업계의 노력이 결과적으로 음식 중독으로 이어지는 셈이다.

　멀리 갈 것도 없이 아이들이 먹고 있는 과자 포장지에 있는 영양 성분표를 보자.

> **영양성분** 　1회 제공량 1봉 (32 g) 총 6회 제공량 (192 g)
> 1회 제공량당함량: **열량** 165 kcal, **탄수화물** 17 g (5 %) • **당류** 10 g, **단백질** 2 g (4 %), **지방** 10 g (20 %) **포화지방** 6 g (40 %) • **트랜스지방** 0 g, **콜레스테롤** 10 mg (3 %), **나트륨** 50 mg (3 %) ※( )안의 수치는 1일 영양소기준치에 대한 비율임.

　탄수화물 밑에 표기된 당류는 몸에 들어왔을 때 빠르게 혈당과 인슐린 수치를 높이는 단순 당을 의미한다. 짠맛이 전혀 나지 않는 제품에도 나트륨은 생각보다 많이 들어 있다. 트랜스 지방은 0.5g 미만으로 들어 있으면 0이라고 표기할 수 있으므로 '트랜스 지방 0'이라는 표기는 진짜 '0'이 아닐 수 있다. 물론 포화 지방 함량도 적지 않다.

　가족들과 양념 불고기로 유명한 한 프랜차이즈 식당에 간 적이 있었다. 양념 돼지고기를 주문해 불판에 구워 먹는데 설탕 덩어리가 씹

했다. 비계가 많이 붙어 있는 돼지고기였다. 구운 고기는 다시 소금이나 간장에 찍어 먹으라며 양념을 차려주었다. 소비자의 입맛을 자극하는 설탕과 소금 그리고 지방의 조화가 여기에도 숨어 있다.

어디 이뿐이겠는가? 가장 빨리 손쉽게 먹을 수 있는 햄버거, 양념치킨 등의 패스트푸드는 물론이고 생선 초밥, 콩국수 등에도 최적의 맛을 내기 위한 설탕, 소금 등의 양이 점점 늘어난다.

음식이 상품으로 유통되는 이상 최대 이윤을 내려는 식품 가공 업계의 음식 개발은 계속될 것이다. 결국 소비자들은 속수무책으로 음식 중독에 빠질 수밖에 없는 환경에 노출되어 있는 셈이다.

음식 중독의 요인 ②
수면 장애

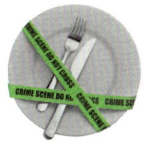

진료실을 찾아온 김기영 씨남,33세가 이렇게 물었다.

"저는 군것질도 하지 않고 아침 점심은 현미밥에 나물 반찬 그리고 저녁은 닭 가슴살 샐러드만 먹습니다. 그리고 하루 2시간씩 운동을 매일 꼬박꼬박 하는데도 체중이 처음에 5kg 빠진 이후 더는 꿈쩍도 하지 않습니다. 왜 그럴까요?"

그는 다이어트 관련 책은 빼놓지 않고 읽었다는 자칭 다이어트 전문가이다. 내가 쓴 《신인류 다이어트》를 두 번씩 탐독하고는 그대로 실천했다고 했다. 그 결과 한 달 만에 5kg을 빼는 데 성공했는데, 그 이후에는 체중이 요지부동이라고 했다.

이야기를 들어보면 김기영 씨의 식이 조절과 운동 습관에는 아무런 문제가 없었다. 원인을 찾기 위해 자세히 문진해보니 더 이상 체중이 줄지 않는 이유는 수면 습관에 있었다. 그의 수면 시간은 하루 6시간도 되지 않는 데다 수면 중에도 자주 깨서 숙면을 취하지 못했다.

보통 김기영 씨처럼 어느 선에서 체중이 줄지 않는 사람이 병원을 찾아오면 일주일 단위로 체지방 검사를 한다. 일반적으로 다이어트를 진행하면 대부분의 경우 첫 주는 식이 조절과 운동을 열심히 해서 체중과 체지방 수치 모두 줄어든다. 다음 주도 역시 식이 조절과 운동을 열심히 하지만 검사를 해보면 체중과 근육량이 줄었는데 지방은 별로 빠지지 않는 경우가 있다. 그런 사람은 부종 지수도 높게 나온다. 그러면 자세한 문진을 통해 일주일 동안의 수면 상태를 꼼꼼히 체크한다. 체중 감량에서 식이 조절과 운동 못지않게 수면의 질도 아주 중요한 요인이기 때문이다.

수면의 과학

수면은 겉으로 보기에는 정적인 상태 같지만 우리 몸은 깨어 있을 때와 마찬가지로 잘 때도 다이내믹하게 활동한다.

수면은 뇌의 활동에 따라 크게 렘REM, rapid eye movement 수면과 비렘non-REM sleep 수면으로 나뉜다. 렘수면은 잠을 자고 있는 동안 눈동자가 빠르게 움직이는 때를 말하고, 비렘수면은 눈동자가 움직이지 않는 상태를 말한다. 비렘수면은 다시 4단계로 나뉜다.

비렘수면의 1단계는 수면 주기의 시작이다. 호흡과 맥박이 느려지면서 뇌파도 느려지고, 온몸의 근육이 이완되기 시작된다. 전체 수면 시간의 약 5%를 차지한다. 잠이 깊어지면 2단계 수면이 시작되고 전체 수면의 40~50%를 차지한다.

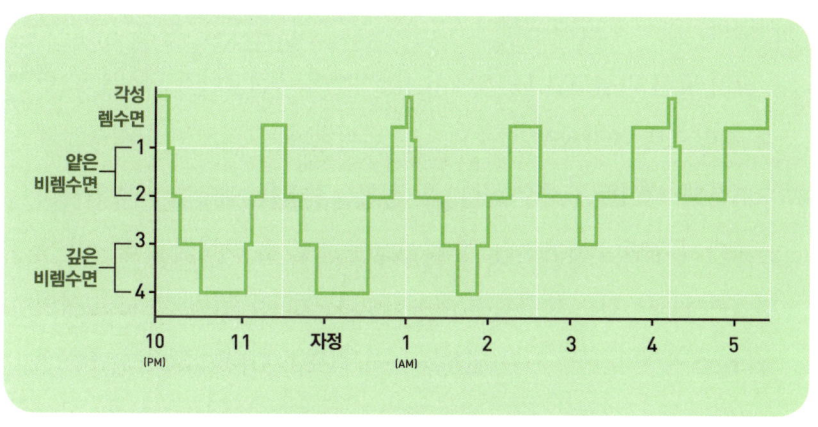

1단계에서 4단계까지의 비렘수면과 렘수면의 과정이
5사이클 이상 진행되어야 충분한 숙면을 취할 수 있다.

   3~4단계 수면은 뇌파에서 델타파가 나타나는 깊은 수면 단계로, 혈압이 떨어지고 근육이 이완되며 혈액순환도 느려진다. 뇌하수체에서는 성장호르몬이 분비된다. 세포와 조직의 재생과 치유가 일어난다. 델타파가 나타나는 깊은 수면 단계가 충분할수록 깨어날 때 상쾌한 느낌이 든다. 델타파는 젊은 사람의 경우, 전체 수면에서 약 20%를 차지하지만 나이 든 사람은 10~15%를 차지한다.

   렘수면은 수면 후반에 나타나며 전체 수면의 약 25%를 차지한다. 나이를 먹을수록 렘수면 시간도 짧아진다. 이때는 신경 계통의 회복이 일어나고 뇌에 있는 정보를 정리해 기억장치에 옮겨놓는 일을 한다. 그래서 렘수면 단계에서 꾸는 꿈은 생생히 기억할 수 있다. 렘수면이 충분할수록 사고력이 빨라지고 생각을 조리 있게 정리하는 능력이 높아진다.

 잠이 들면 비렘수면 1단계에서 4단계까지 내려갔다가 다시 1~2단계 수면으로 올라와서 렘수면으로 넘어간다. 그러고는 다시 1단계 수면부터 사이클을 반복한다. 후반부로 갈수록 렘수면이 길어지고 3~4단계 수면이 짧아진다. 한 사이클에 90분 정도 걸리고 하룻밤 수면에 5사이클 정도 반복하면 이상적이다. 숙면을 위해 적어도 4사이클 이상 진행되려면 6시간 넘게 숙면을 취해야 한다는 계산이 나온다.

 현대인의 수면 시간은 갈수록 짧아지고 있다. 현재 미국인의 수면 시간은 40년 전보다 평균 2시간이 줄어 7시간 30분 정도로 조사된다. 우리나라 직장인의 하루 평균 수면 시간은 6시간 정도이다. 우리나라 사람들의 평균 수면 시간이 80년 전에는 9시간, 30년 전에는 7시간 30분이었다고 하니, 건강 유지에 필요한 7~8시간보다 한참 부족한 현대인의 수면 부족은 분명 심각한 수준이다.
 수면은 면역 체계를 건강하게 유지하고 호르몬 분비를 조절하는 데 중요한 역할을 한다. 수면이 부족하면 면역력과 집중력이 떨어지고 만성피로에 시달려 스트레스가 좀처럼 멈추지 않는다. 또한 호르몬 분비에 영향을 주어 체중 조절이나 신진대사에 문제를 일으킨다. 10년 전에 비해 우리는 더 많이 먹지도, 더 적게 움직이지도 않는다. 그런데도 비만 인구는 꾸준히 늘어나고 있다. 여러 가지 복합적인 요인이 있지만 그중 하나로 수면 부족을 꼽는다면 지나친 비약일까?

만성 스트레스와 수면 장애

수면 부족이 지속되면 스트레스 또한 지속된다. 지속적인 스트레스는 호르몬 분비 체계를 망가뜨리며 생리적 리듬 또한 깨뜨린다. 우리 몸의 호르몬은 24시간 주기에 맞추어져 있기 때문이다.

스트레스 호르몬인 코르티솔은 아침에 눈을 뜨는 오전 6~8시 사이에 천천히 늘어난다. 오늘 하루 다가올 스트레스에 대비하기 위해 가장 높은 수치를 나타내는 시간이기도 하다. 코르티솔이 분비되면서 배고픔 신호가 뇌에 전달되고 음식 섭취를 통해 하루에 필요한 에너지를 충전한다. 저녁이 되면 코르티솔은 낮은 수준을 유지하고 대신 멜라토닌을 분비하며 수면을 유도한다. 밤 12시에서 새벽 2시 사이에 코르티솔이 가장 적게 분비된다. 잠이 들면 성장호르몬이 분비되어 세포의 수리와 재생을 돕는다. 이것이 정상적인 상태에서 우리 몸이 하루를 보내는 과정이다.

이런 패턴이 반복되는 가운데 갑작스레 급성 스트레스를 받으면 코르티솔이 일시적으로 높아졌다가 스트레스 상황이 끝나면 다시 원래 수준으로 떨어져 생리적인 흐름을 유지한다. 그런데 스트레스가 만성적으로 지속되면 한번 높아진 코르티솔이 떨어지지 못하고 계속 높은 수준을 유지한다. 밤이 되면 낮아져야 할 코르티솔이 높은 수준으로 있으니 몸과 마음이 안정을 찾지 못하고 잠을 설친다. 스트레스가 수면 장애를 일으키는 과정이다.

스트레스가 일으킨 수면 장애는 다시 역으로 신체적 스트레스를 가중시킨다. 수면 부족으로 몸이 피곤해지면 정신적 스트레스를 제대로 처리하지 못하고 정신적 스트레스는 또다시 수면 부족을 가중시킨다.

스트레스가 없는 수면이란 쉽게 잠들고, 잠든 뒤 화장실에 한 번 정도 가는 것을 제외하고는 깰 때까지 숙면을 취하는 것이다. 오랫동안 숙면을 취하지 못하고 자는 둥 마는 둥 선잠을 자는 날이 많아지면 만성 스트레스를 일으킨다. 반대로 만성 스트레스를 해소하지 못하면 수면 장애에 영향을 준다. 이 악순환을 끊는 방법을 찾아야 한다.

수면 부족과 비만

잠이 부족하면 살이 찔까, 빠질까? 흔히 잠을 자는 동안에는 에너지 소비량이 줄어드니까 잠을 적게 잘수록 살이 빠질 거라고 생각하는 사람들이 많다. 하지만 수면 부족과 비만에 대한 연구 결과를 보면, 수면 시간이 하루 6시간 미만이면 오히려 체중이 늘어나는 것으로 밝혀졌다. 미국 성인 100만 명 이상의 수면 패턴 자료를 바탕으로 미국 암학회에서 실시한 연구 결과에서도 수면 시간이 부족할수록 비만 정도가 심해지는 것으로 나타났다.

하루 5시간 미만의 수면이 계속되면 신경 내분비 기능에 이상이 생겨 포만감을 주는 렙틴 분비량은 18% 줄어들고, 반대로 뇌에 배고픔 신호를 주는 호르몬인 그렐린 분비량은 28% 늘어난다.

우리 몸이 정상적인 상태에서는 그렐린이 시상하부에 '배가 고프다'는 신호를 보내고, 배고픔을 해결하고 나면 렙틴이 '배가 부르다'는 신호를 보내 더 이상 음식을 원하지 않도록 한다. 그런데 수면 부족으로 렙틴이 줄고 그렐린이 늘면 우리 몸은 필요 이상의 강한 배고픔을 느끼게 된다.

식욕 증가는 과식으로 이어지는데, 이때 단 음식이나 밀가루 음식 등 탄수화물 음식을 선호하는 경향을 보이는 것으로 밝혀졌다. 수면이 부족한 사람이 탄수화물 음식을 찾는 이유는 수면 부족에 빠진 뇌가 회복을 위해 연료로 사용할 포도당을 더 많이 찾기 때문이다.

수면 부족은 비만의 주요 원인인 야식에 대한 욕구도 증가시킨다. 저녁 시간에 낮아져야 하는 스트레스 호르몬인 코르티솔이 수면 부족으로 오히려 늘어나기 때문이다. 코르티솔이 늘어나면 그렐린도 늘어나 늦은 밤 출출함을 느끼고, 단 음식 위주로 야식을 찾는다.

잠을 적게 자는 사람은 많이 자는 사람보다 신체 활동량이 많아 살이 덜 찔 것 같지만, 이 역시 연구 결과는 예상과 반대였다. 수면이 부족하면 운동 영역과 관련된 전전두엽의 활동이 저하되면서 운동에 대한 동기부여가 떨어지고, 운동 부족은 에너지 소비량 감소로 나타나 비만으로 이어진 것이다.

수면 부족이 지속되면 생체리듬이 깨지고, 생체리듬이 깨지면 수면의 각성 리듬이 깨진다. 수면의 각성 리듬이란 우리 몸이 언제 자고 깨어나야 하는지에 대한 주기를 법칙처럼 기억하는 것인데, 수면의 각성 리듬이 깨지면 잠을 잘 때는 물론 잠에서 깨어 있을 때도 스트레스에 대한 저항력이 떨어진다.

수면 부족과 스트레스가 해소되지 못하면 체중도 늘어난다. 체중 증가는 다시 스트레스를 만들고 스트레스는 체중 증가를 가중시키는 악순환을 피할 수 없다.

줄어드는 근육량

미국 내과학회지에 수면 시간과 식이요법에 대한 재미있는 논문이 실린 적이 있었다.[12] 비만 성인 10명을 두 그룹으로 나누어 14일 동안 칼로리 섭취 제한 식이요법을 공통으로 진행했다. 다만 한 그룹은 하루 평균 8.5시간의 수면 시간을 요구했고, 다른 그룹은 5.5시간의 수면 시간을 요구했다. 그러고는 두 그룹의 체지방과 근육량의 변화를 관찰했다.

임상 시험 결과 수면 시간에 따라 체지방 감소가 55%나 차이 있는 것으로 나타났다. 수면 시간이 하루 8.5시간이면 체지방 감소가 1.4kg이었던 반면 하루 5.5시간이면 0.6kg에 그쳤다.

근육량에서는 이보다 좀 더 많은 차이를 보였다. 체중에서 체지방을 제외한 제지방체중, 즉 근육량은 수면 시간 8.5시간의 그룹에서는 1.5kg, 5.5시간의 그룹에서는 2.4kg이 감소하여 60%의 차이를 보였다.

일반적인 식사 패턴을 생각해보자. 대부분 저녁을 먹고 나서 다음 날 아침까지는 탄수화물 음식이 몸속에 보충되지 않는다. 이때 건강한 몸은 자는 동안 당분을 아끼고 지방을 주로 사용한다.

하지만 수면 부족으로 호르몬 분비 체계가 깨지면 밤에도 코르티솔이 올라가고 당분은 공급되지 않는다. 그러면 우리 몸은 근육 단백질을 분해해 아미노산을 포도당으로 변환시켜 사용한다. 이런 식으로 수면이 부족한 사람의 근육량이 더 많이 줄어든다.

시험 대상자가 10명밖에 안 되고 시험 기간도 너무 짧다는 한계가 있지만, 음식을 조절해도 수면 시간이 부족하면 체지방보다 근육량이 더 줄어든다는 연구 결과는 무엇을 의미할까?

다이어트에서는 체지방을 줄이고 근육량을 늘리는 것이 중요하다. 근육량이 줄어들면 요요 현상이 쉽게 오기 때문이다. 충분한 수면이 근육량을 지켜준다면, 다이어트 성공의 필요 조건은 충분한 수면이라는 것이 이 연구의 결론이다.

수면 장애가 음식 중독으로

스트레스 호르몬인 코르티솔은 핏속의 혈당을 늘 일정한 상태로 유지하는 역할을 한다. 따라서 혈당이 조금만 떨어지려 해도 탄수화물 음식을 찾게 만든다. 혈당이 떨어지는 상황을 막기 위해서이다.

오랫동안 수면 부족이 이어지면 우리 몸은 한밤중에도 당분이 공급되기를 원한다. 수면 부족으로 코르티솔이 밤에도 높은 수준을 유지해 당분이 부족하기 때문이다. 최악의 상황은 자다가 일어나 음식을 먹고 다시 자는 경우이다.

숙면을 취하지 못하면 낮에도 지방보다 당분을 더 많이 사용하는 몸으로 바뀐다. 당연히 더 많이 필요해진 당분을 보충하기 위해 탄수화물 섭취량이 평소보다 더 많아지는 악순환이 이어진다.

지금까지의 연구 결과에 따르면, 코르티솔은 강력한 식욕 자극 물질인 NPY의 분비를 증가시킨다. NPY는 뇌에서 분비되는 화학물질로 음식 섭취 욕구를 증가시키는데 특히 탄수화물 섭취 욕구를 강하게 자극한다. 잠을 제대로 못 잤을 때 빵, 과자, 케이크, 초콜릿, 설탕 커피가 당기는 현상을 설명하는 강력한 근거이다.

또 낮 동안 음식 섭취 욕구를 억지로 참으면 밤에 과식이나 폭식으로 이어지기 쉬운데, 이는 야식증후군의 전조 증상이다. 야식증후군 환자는 저녁이 되면 배고픔 신호가 점점 강해진다고 호소한다. 아무리 늦은 밤이어도 무언가 먹지 않으면 잠을 잘 수 없다. 이럴 때 야식증후군 환자는 저녁 식사부터 잠자리에 들 때까지 하루 섭취량의 50% 이상을 먹는다. 이제 체중은 계속 늘어나고 살을 빼려고 아무리 노력해도 잘 빠지지 않는다.

야식증후군 환자를 검사해보면 밤에 코르티솔 수치가 올라가 있고, 세로토닌이나 도파민 수치는 낮은 경우가 많다. 음식 중독 유발 기전과 같다. 따라서 야식증후군은 수면 장애의 요인이 되고, 수면 장애가 음식 중독으로 이어지는 최악의 연결 고리가 만들어지는 것이다.

음식 중독의 요인 ③
설탕

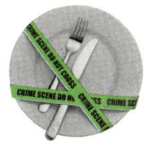

뒤에 소개하는 그림은 음식을 먹은 뒤 인체의 혈당 변화량을 나타낸 것이다.

하나는 설탕물을 먹었을 때, 다른 하나는 단백질 셰이크를 먹었을 때 혈당의 변화이다. 설탕물 그래프를 보면 혈당이 급격하게 올라가다가 3시간쯤부터 처음 수준보다 더 아래로 떨어지는 '반응성 저혈당' 상태를 보인다. 급격히 올라간 혈당을 조절하기 위해 인슐린이 과잉 분비되었기 때문이다. 결국 3시간 후부터는 배고프고 기운 없고 졸음이 오는 '가짜 저혈당 증상'이 나타나면서 혈당을 다시 높이기 위해 탄수화물 음식을 찾는 반응이 나타난다.

이때 우리 몸이 가장 선호하는 음식은 정제 탄수화물이다. 정제 탄수화물은 몸속에 빠르게 흡수되어 혈당을 급격하게 높여주기 때문이다. 시간이 지나서 다시 혈당이 떨어지면 우리 몸은 또다시 정제 탄수화물을 먼저 찾는다. 정제 탄수화물은 입에 들어오자마자 혀의 미각

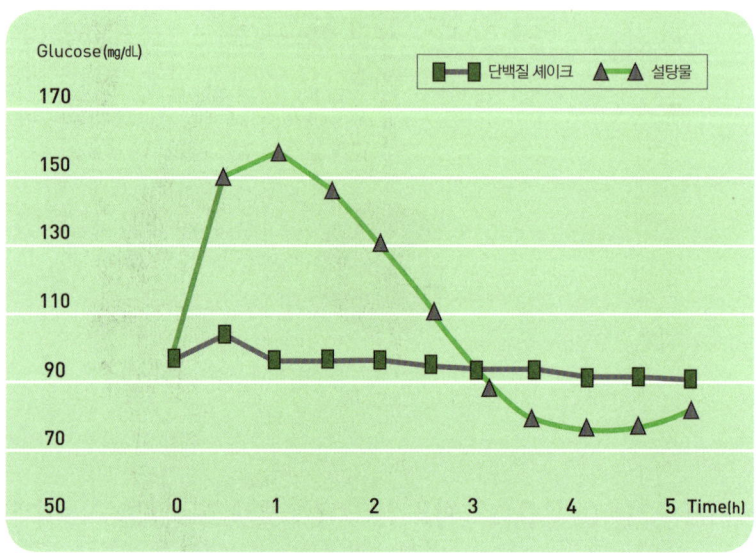

단백질 셰이크 선을 보면 혈당의 변화가 거의 없는데, 설탕물 선을 보면 혈당이 급격히 올라가다가 3시간 후부터 처음보다 아래로 떨어지는 '반응성 저혈당' 상태가 된다.

을 통해 보상 시스템을 자극한다. 그러면 우리는 보상에 대한 충동을 이기지 못하고 정제 탄수화물 음식을 더 자주 그리고 많이 먹는다. 결국 음식 중독의 유혹에서 벗어나지 못하게 된다.

우리가 일상에서 알게 모르게 많이 먹는 설탕은 정제 탄수화물의 주성분이다. 설탕은 뇌 활동에 필요한 포도당을 공급해주는 에너지원이지만 따로 먹지 않아도 일상적인 식사에서 곡류, 과일 등을 통해 충분히 섭취할 수 있다. 우리가 일부러 설탕을 찾아서 먹을 필요가 없는데도 필요 이상의 설탕을 먹는 것은 오로지 식품 가공 업계의 이익 때문이다.

설탕은 단점이 너무 많은 식품이다. 소화력을 약하게 하고 입맛을 떨어뜨려 다른 음식을 먹지 못하게 만든다. 칼슘을 빼앗고 몸을 산성으로 만들어 저항력을 약하게 한다. 여러 가지 질병을 불러일으키고 치료하기 어렵게 만든다. 무엇보다 설탕은 음식 중독의 주범이다.

하지만 현대인은 설탕의 무차별적 공격에서 벗어나기가 매우 어렵다. 1980년대부터 성장기 분유에 설탕을 첨가하지 않도록 규제하고 있지만 그래도 많은 아이들이 태어나자마자 분유를 먹으면서 설탕 맛을 알게 된다. 성장하면서 밥 대신 빵을 먹고 설탕 커피, 초콜릿, 과자를 간식으로 먹는다. 생일에는 예외 없이 케이크를 먹어야 하고 햄버거나 피자를 먹을 때 콜라가 없으면 음식이 넘어가지 않는다.

《슈거 블루스 Sugar Blues》의 저자 윌리엄 더프티는 설탕을 마약과도 같은 환각제로 단언했다. 그렇게 본다면 밸런타인데이와 화이트데이에 설탕이 듬뿍 들어간 초콜릿과 사탕을 주고받는 것은 사랑하는 사람에게 마약을 선물한 셈이 된다.

'슈거 블루스'란 어둡고 암울한 블루스 음악처럼 설탕에 탐닉하면 인생이 우울해진다는 의미를 담은 제목이다. 자신의 경험을 내세워 설탕의 유해성을 고발한 더프티는 "설탕이 함유된 모든 식품을 빨리 휴지통에 버려야 한다"고 경고한다.

설탕의 성분

설탕은 단당류인 포도당과 과당이 결합된 이당류로 체내에 들어오면 곧바로 포도당과 과당으로 분해된다. 곡류나 과일 같은 탄수화물 음식을 먹으면 소화기관을 거치면서 체내에 흡수되기 위해 잘게 분해되는데, 이렇게 분해된 산물이 바로 포도당이다. 과당은 주로 과일에 많으며 체내에 소화 흡수되기 위해 잘게 분해된 단당류이다.

제당협회에서는 설탕을 '열대지방에서 자라나는 사탕수수와 온대지방에서 자라나는 사탕무에서 추출한 천연 당즙에서 불순물을 걸러내고 사람들이 이용하기에 편리하도록 상품화한 순수한 자연식품'이라고 정의한다.

설탕이 천연 재료에서 만들어졌다는 말은 사실이다. 설탕은 분명 사탕수수와 사탕무라는 천연 재료로 만들지만 이 설명에는 매우 중요한 사실 한 가지가 빠져 있다. 정제 과정에서 천연 성분의 99%가 없어진다는 점이다. 윌리엄 더프티는 《슈거 블루스》에서 "설탕을 천연 자연식품이라고 광고한다면 헤로인도 천연 성분으로 만들었다고 광고해도 된다"라고 주장했다.

정제된 설탕에는 천연 재료에 있었던 비타민, 미네랄 같은 영양소는 사라진 채 에너지를 내는 칼로리만 남아 있다. 따라서 설탕은 체내에 들어와 소화 흡수되고 체외로 배출되는 과정에서 우리 몸속의 귀중한 비타민과 미네랄을 엄청나게 소비한다.

주식이 쌀밥인 우리나라 사람들에게 설탕은 더욱 치명적이다. 도정 과정에서 비타민 B군이 제거된 흰쌀을 먹기 때문에 따로 비타민 B군

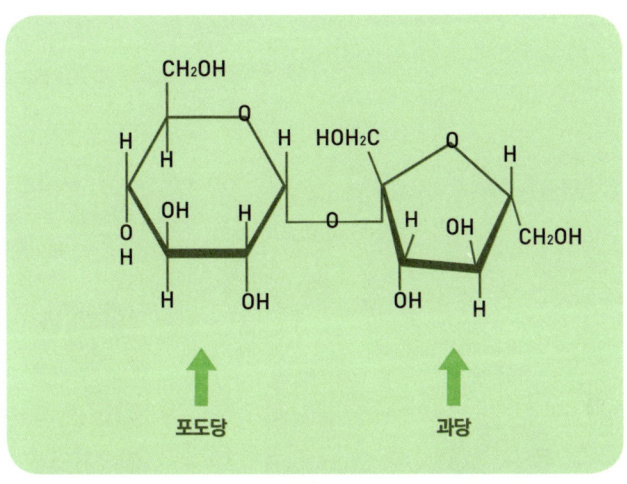

설탕sucrose은 포도당과 과당이 결합된 이당류이다.

을 공급받아야 한다. 그런데 몸속에 설탕이 들어오면 비타민 B군을 만들어내는 세균이 설탕을 분해하는 데 모든 힘을 쓰기 때문에 설탕을 많이 먹을수록 영양 불균형은 심각해진다.

최근에는 국내 최고 가격을 자랑하는 미국 A사의 S만 6개월 이후 유아용 분유에 100g당 8g가량의 설탕이 포함된 것이 밝혀져 도덕성을 의심받는 사건이 있었다. 아기가 한번 달콤한 맛에 길들여지면 다른 분유는 먹지 않는다는 점을 노린 상업적인 전략이었다. 결국 우리는 식품 가공 업계의 상업적 목적 때문에 태어나면서부터 단맛에 길들여지는 식습관을 강요당하는 셈이다.

습관적으로 마시는 자판기 커피나 커피 믹스에도 10~30g의 설탕이 들어 있고 여러 가지 탄산음료, 특히 콜라 1캔355㎖에는 각설탕

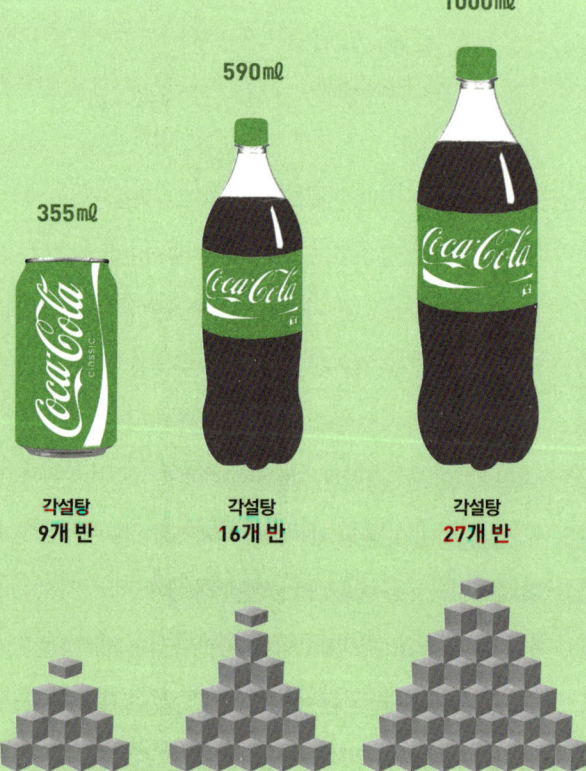

습관적으로 마시는 커피와 음료에는
생각보다 훨씬 많은 양의 설탕이 포함되어 있다.
지나친 당분 섭취의 요인이다.

9개 이상과 맞먹는 설탕이 들어 있다.

식품의약품안전처에서 국민 건강 영양 조사 자료를 바탕으로 분석한 결과를 보면, 2010년 국민의 하루 당분 섭취량은 평균 61.4g으로 2008년 49.9g에 비해 23% 늘어났다. 이는 가공식품을 통한 당분 섭취량이 크게 늘어났기 때문인데, 전체 당분 섭취량 중 가공식품을 통한 섭취량 비율은 2008년 38.6%에서 2010년 44.4%로 늘어났다.

당분 섭취량 증가에 가장 크게 기여한 가공식품은 커피8.9g, 33%였다. 다음으로 음료5.8g, 21%, 과자와 빵4.2g, 16%, 탄산음료3.7g, 14%, 유제품2.1g, 8% 등의 순이다. 커피는 만 12세부터 섭취량이 늘어나 만 30~49세에는 가공식품 당분 섭취의 약 46%13.7g를 차지하는 것으로 조사됐다. 물론 아직 미국이나 유럽 국가에 비하면 아직 우리 나라는 당분 섭취량이 많지 않지만 지금처럼 꾸준히 늘어나는 추세라면 5년 내에 WHO 권고량을 초과할 것으로 예상된다. 참고로 WHO에서는 하루 당분 섭취량을 전체 섭취 에너지의 10%, 즉 50g 이내로 권고하지만 최근 5% 미만으로 기준을 더욱 엄격하게 낮추는 것을 검토하고 있다.

포도당·과당·액상 과당

설탕의 주성분인 포도당과 과당 가운데 더 쉽게 음식 중독을 부르는 성분이 있다. 연구 결과들을 보면, 똑같은 단당류이지만 포도당보다 과당이 건강을 해치고 비만을 일으키는 주범으로 밝혀지고 있다.

미국 캘리포니아 대학교에서 32명의 과체중 성인을 대상으로 포도당과 과당을 비교한 실험이 있었다.[13] 한 그룹에는 하루 총 섭취 에너지량의 25%를 포도당으로 만든 음료로 채우도록 하고, 또 다른 그룹에는 과당으로 만든 음료를 같은 비율로 섭취하게 했다.

예상대로 12주 후 두 그룹 모두 체중이 늘었는데, 과당 음료를 섭취한 그룹은 다음과 같은 특징을 보였다.

① 내장 지방이 눈에 띄게 늘어났다.
② 인슐린 호르몬의 민감성작동 능력이 떨어졌다.
③ 간에 지방이 더 많이 쌓였다.
④ 나쁜 콜레스테롤 LDL 수치가 올라갔다.
⑤ 중성지방 수치가 올라갔다.

반면 포도당 음료를 섭취한 그룹은 이런 변화를 보이지 않았다. 같은 단당류라고 해도 몸속에서의 반응이 다르다는 사실을 증명한 것이다. 왜 그럴까?

포도당이 체내로 들어오면 혈당을 조절하기 위해 인슐린이 분비되는데 이때 인슐린 신호를 감지한 렙틴은 분비량이 늘어나고 위장관 호르몬인 그렐린 분비는 줄어든다. 렙틴이 늘어나면 포만감이 생기고 그렐린이 줄어들면 배고픔이 사라진다는 원칙에 따라 포도당을 섭취하면 포만감이 생긴다.

그러나 과당이 체내로 들어오면 사정이 달라진다. 우선 과당은 인슐린 분비를 자극하지 않는다. 따라서 렙틴 분비량이 늘어나거나 그렐린 분비가 억제되지 않는다. 포도당을 섭취할 때만큼의 포만감이 생기지 않으니 더 많이 먹고 체중 증가로 이어질 위험이 높아진다.

하버드 대학교 보건대학원 월터 윌렛Walter Willett 교수의 연구 결과에 따르면, 액상 과당이 들어 있는 청량음료를 장기간 섭취하면 비만 발병 위험이 2배 늘어난다. 그는 비만에 이르는 이유가 단순히 칼로리 섭취가 늘어나서일 수도 있지만 더 정확하게는 과당 섭취량 증가에 있다고 설명했다.

우리가 늘 마시는 음료의 영양 성분표를 보면 탄수화물 함량과 함께 당류 함량이 표기돼 있다. 여기서 당류는 단당류와 이당류를 통틀어 가리킨다.

젊은이들이 즐겨 마시는 비타민 음료의 영양 성분표를 들여다보자. 탄수화물이 11g이고 당류가 11g이다. 이것은 1회 제공량당 함유량이므로 한 병을 다 마신다면 총 2회 제공량이니 2배를 해야 한다.

결국 한 병을 마시면 당류를 22g이나 섭취하게 된다. 발만 담근 정도의 미약한 비타민 음료를 마시기 위해 WHO 당류 권고량인 50g의

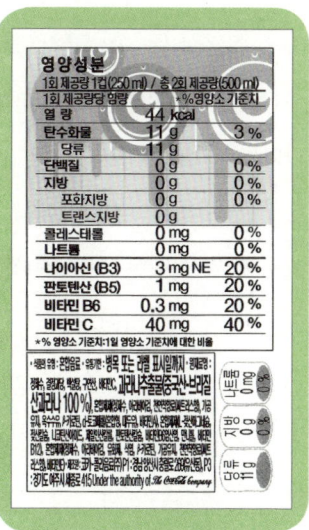

비타민 음료의 영양 성분표

절반 가량을 한 번에 채우는 셈이다.

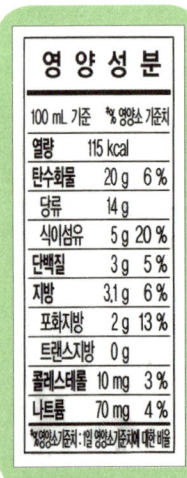

요구르트의 영양 성분표

이번에는 웰빙 음료의 대명사인 요구르트를 살펴보자.

탄수화물 20g에 당류가 14g이라고 표기했지만 여기에도 함정이 숨어 있다. 이 수치는 1회 제공량 100ml당 함유량이다. 요구르트 한 병의 용량이 300ml이니까 다 마신다면 당류를 42g 섭취하는 셈이다. 요구르트 한 병만 마셔도 하루 50g 미만으로 제한한 WHO 권장량에 육박하고 만다.

과당은 과일 속에도 들어 있다. 하지만 과일 속에 들어 있는 과당은 양이 많지 않은 데다 식이 섬유를 함께 섭취할 수 있어 흡수를 더디게 한다. 물론 과일 다이어트를 하겠다고 하루 세끼를 과일로만 때운다면 이야기가 달라진다.

설탕뿐 아니라 꿀, 메이플 시럽 등도 포도당과 과당 비율이 반반인 식품이다. 설탕은 해로운 식품이고 꿀은 유익한 식품이라는 단순 논리는 이제 잊어버리자.

사실 먼 옛날, 액상 과당이 나타나기 전에는 주로 과일에서 과당을 얻었기 때문에 사람들의 과당 섭취량은 하루 15g 미만이었다. 1970년대 이전까지도 25g 미만이어서 문제가 되지 않았다. 그런데 최근에 와서는 과당 섭취가 하루 50g에 이르고 있다. 설탕 소비량이 늘어난

탓도 있지만 최근 과당 섭취가 급격하게 늘어난 가장 큰 이유는 액상 과당의 출현이다.

1970년대에 등장한 액상 과당은 설탕보다 단맛이 강한 데다 가격이 저렴했다. 식품 제조 업체에서 액상 과당을 환영한 이유였다. 게다가 액상이어서 분말인 설탕보다 취급하기 편리했다.

액상 과당의 영어 표기 HFCS high fructose corn syrup 는 '고과당 옥수수 시럽'으로 옥수수 전분을 액화, 당화, 여과, 정제, 농축하여 얻은 포도당액과 포도당을 이성질화시킨 과당의 혼합물을 의미한다. 쉽게 말해 포도당과 과당이 단당류 형태로 섞여 있다는 뜻으로, 보통 과당 55%, 포도당 45%로 구성돼 있다. 일부에서는 액상 과당이 옥수수로 만든 천연 물질이며, 가공식품이 아니기 때문에 건강에 해롭지 않다고 반박하지만 앞서 설탕에서도 설명한 바와 같이 재료가 천연 제품이라고 모두 천연 식품으로 인정할 수는 없다. 설탕보다도 효소 처리 등 가공 과정이 많이 들어가기 때문에 대표적인 가공식품으로 보아야 한다.

그렇다면 액상 과당이 나쁜 이유는 무엇일까? 액상 과당에는 몸속 식욕 조절과 체중 유지라는 조절 기능을 교란시키는 과당이 설탕보다 많이 들어있다. 게다가 흡수까지 잘 되는 성질을 가졌기 때문이다.

설탕을 덜 먹으려면

설탕의 단맛에 길들여진 사람에게 설탕의 유해성을 설명하며 단번에 뚝 끊으라고 주문하는 것은 가혹한 형벌과도 같다. 물론 미련 없이 설탕을 끊으면 금상첨화이지만 이미 설탕에 중독되어 있다면 금단증상을 조심해야 한다. 단 음식을 끊는 도중 단 음식에 대한 갈구가 더 심해져 과식이나 폭식이 올 수 있기 때문이다.

과식이나 폭식 등의 위험을 피하려면 천천히 줄여나가는 방법이 좋다. 우선 자주 먹는 음식의 종류를 사탕, 초콜릿, 아이스크림, 빵, 케이크 같은 식품에서 과일과 견과류, 현미 시리얼, 고구마로 바꿔나간다. 탄수화물을 무조건 피하겠다는 생각보다는 당 지수 혈당을 높이는 속도를 수치로 나타낸 것가 낮은 음식으로 바꾼다는 생각이 좀 더 현실적이다.

식품을 살 때 영양 성분표를 보는 습관을 들이는 것도 중요하다. 영양 성분표를 보면 탄수화물의 총량이 나오고 그 아래 당류가 표시된다. 탄수화물이 13g 들어 있는데 당류가 13g이라면 말 그대로 설탕물이라는 뜻이다. 실제로 두유, 요구르트 등 웰빙 음식으로 포장된 식품 가운데 단순 당으로 맛을 내 혈당을 빠르게 높이는 가짜 웰빙 식품이 의외로 많다.

과일을 먹더라도 식이 섬유와 단백질을 함께 먹으면 혈당이 올라가는 속도를 늦출 수 있다. 그러니 과일은 주스로 만들어 먹기보다 껍질째 먹으면 식이 섬유를 섭취할 수 있어 유리하다. 물론 이때도 조건이 있다. 껍질에 남아 있는 잔류 농약 문제가 해결되어야 한다.

단백질이 풍부한 식사를 했다면 디저트로 과일 몇 조각을 먹어도 좋다. 식간에 간식으로 과일을 배불리 먹는 것보다는 식후에 디저트로 과일을 적당량 먹는 것이 칼로리 조절에 훨씬 유리하다.

음식 중독의 요인 ④
트랜스 지방

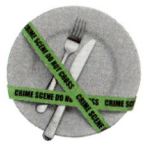

과거에는 우리 몸에 가장 중요한 영양소인 탄수화물, 단백질과 더불어 3대 영양소의 하나인 지방 섭취를 줄여야 비만을 막을 수 있다고 여겼다. 하지만 비만이 복합적 요인으로 생기는 질병임이 밝혀지면서 지방보다 덜 주목받았던 탄수화물이 비만의 중요한 요인으로 떠올랐다.

지방에 대한 연구가 진행되면서 최근에는 '좋은' 지방과 '나쁜' 지방을 구분할 수 있게 되었다.

좋은 지방은 세포막을 건강하게 만들고 대사를 원활하게 하는 지방으로, 견과류나 해산물에 많이 들어 있는 불포화 지방이 여기에 해당한다. 불포화 지방은 식물성 지방이다. 나쁜 지방은 세포막의 기능을 떨어뜨리고 대사를 늦추며 동맥경화를 일으키는 지방으로, 포화 지방이 여기에 해당한다. 포화 지방은 동물성 지방이다.

그런데 나쁜 지방보다 더 나쁜, 무조건 피해야 할 지방이 하나 더 있다. 바로 트랜스 지방이다. 트랜스 지방은 액체 상태의 식물성 기름을 마가린, 쇼트닝 같은 유지나 마요네즈 같은 소스 등 반고체 상태로 가공할 때 산패酸敗를 막을 목적으로 수소를 첨가해 인위적으로 굳히는 과정에서 만들어지는 지방을 일컫는다. 따라서 자연에서는 존재하지 않는 형태의 성분이다.

음식 중독을 일으키는 주범인 트랜스 지방은 상온에서는 고체 상태이다가 입안에 들어오면 체온에 의해 사르르 녹으면서 '쾌미'를 준다.

트랜스 지방은 식물성 기름을 튀길 때도 생긴다. 마가린, 과자, 도넛, 빵 등을 만들 때 많이 쓰는 경화유, 즉 트랜스 지방은 값이 쌀 뿐만 아니라 패스트푸드를 딱딱하고 보기 좋게, 스낵용으로 간편하고 먹기 좋게, 더욱 맛나게 하는 효과가 있어 현대에 이르러 사용량이 급격히 늘어났다.

트랜스 지방을 많이 섭취하면 체중이 늘어나고, 나쁜 콜레스테롤 LDL이 많아지고, 좋은 콜레스테롤 HDL이 줄어들어 심장병, 중풍 같은 동맥경화성 질환을 일으킨다. 또 간암, 위암, 대장암, 유방암, 당뇨병과도 관련이 있는 것으로 밝혀지는 등 트랜스 지방의 유해성을 경고하는 연구 결과는 계속 보고되고 있다.

트랜스 지방이 많은 식품

트랜스 지방이 많은 대표 식품은 식물성 쇼트닝, 마가린, 크래커, 사탕, 쿠키, 도넛, 스낵, 피자, 팝콘, 튀김, 냉동 피자, 전자레인지용 팝콘

등이다. 식품 업체에서는 제품을 오래 보존하고 유통 과정에서 변질되지 않도록 산패하기 쉬운 지방에 인위적 조작을 해야 했다. 이렇게 만들어진 트랜스 지방은 음식에 바삭바삭한 맛을 내는 동시에 먹음직스러운 기름기를 오래 유지할 수 있게 만들었다. 하지만 몸속으로 들어오는 동시에 독성 물질이 되어 우리를 공격한다.

트랜스 지방은 대부분의 가공식품이나 인스턴트식품에 들어 있다고 보면 된다. 크래커 포장에 붙어 있는 유통기한을 보자. 지금부터 계산해도 1년 넘게 변질되지 않는다고 되어 있다. 마가린을 개봉하고 오래 두어도 근처엔 벌레 한 마리 기어 다니지 않는다. 우리는 벌레도 먹지 않는 가짜 지방에 무방비 상태로 노출되어 있다.

트랜스 지방의 폐해가 점점 명확해지자 미국 식품의약처에서는 식품 업계의 엄청난 로비에도 2006년 1월부터 식품에 들어 있는 트랜스 지방 총량을 알리는 라벨을 붙이는 것을 의무화해 국민 건강 보호에 나섰다. 이어 우리나라도 2007년 12월부터 이 제도를 도입해 시행하고 있다.

트랜스 지방 얼마나 먹고 있나

극장에서 흔히 먹는 즉석 팝콘은 무려 전체 지방의 절반 가까이가 트랜스 지방이다. 팝콘 200g 한 봉지만으로 22g의 트랜스 지방을 먹게 된다.

고소하고 바삭한 패스트리는 전체 재료의 40% 정도를 마가린으로 채워 만든다. 천연 재료인 감자로 만든 감자칩도 40%의 지방을 함유하고, 본래 감자보다 8배나 칼로리가 높다. 고열로 튀겨낸 감자칩은 방부제를 넣지 않아도 상온에서 1년 이상 변하지 않는다.

시판되는 과자, 빵, 아이스크림의 성분 표를 살펴보면 쇼트닝, 정제 가공유지 등의 단어를 찾을 수 있는데 모두 트랜스 지방의 다른 이름이다.

한 연구에 따르면 우리나라 여고생의 1인당 하루 총 트랜스 지방 섭취량은 평균 4g 정도로 나타났다. 주요 섭취원은 과자, 빵, 유제품, 튀김 순서였다. 한국식품연구원에서 조사한 결과 우리나라 사람들의 트랜스 지방 섭취량 추정치는 2.6g 정도였다.

세계보건기구는 트랜스 지방의 일일 허용 한도를 하루 섭취 에너지의 1% 이내로 정했다. 성인의 하루 섭취 에너지를 2,000칼로리라고 하면 하루 제한량은 2.2g이다. 이는 도넛 한 개, 크루아상 반 개, 피자 7분의 1조각, 감자튀김 3분의 2봉지, 과자 한 봉지 이내에 해당하는 양이다. 하지만 우리는 인식하지 못하는 사이에 훨씬 많은 양의 트랜스 지방을 먹고 있다. 특히 성장기 어린이들은 그보다 훨씬 적은 양이라도 위험할 수 있다.

트랜스 지방을 덜 먹으려면

트랜스 지방은 대부분 가공식품에 들어 있다. 포장 상태에서는 고체였다가 입안에 들어왔을 때 사르르 녹거나 바삭바삭한 느낌을 주는 음식에는 반드시 트랜스 지방이 포함되어 있다. 탄수화물만큼 많이 먹지 않지만 고지방 음식 자체가 중독성이 있기 때문에 트랜스 지방은 자꾸 먹을수록 더 많이 먹게 될 위험이 높다. 식품에 감촉이나 풍미를 주어 '쾌미'를 강화시키는 성분임에는 이론의 여지가 없다.

트랜스 지방을 덜 먹으려면 일단 가공식품 섭취를 최대한 줄이는 것이 가장 좋다. 마가린, 과자, 파이, 쿠키, 케이크, 빵, 도넛, 크래커, 스낵, 냉동 피자, 패스트리, 팝콘, 각종 튀김 등 트랜스 지방이 많이 들어있는 대표 식품을 아예 가까이하지 말아야 한다.

요리할 때에도 마가린이나 쇼트닝을 사용하지 않는다. 간식으로는 견과류나 씨앗류를 먹고 감자칩 대신 찐 감자나 고구마 같은 자연식품을 먹는다. 튀김 대신에 찜이나 구이를 먹고 굳이 기름을 쓰려면 올리브유나 포도씨유, 참기름, 들기름 등 저온 압착한 기름을 쓰면 좋다.

식물성 기름이라도 상온에 오래 두거나 뚜껑을 열어두면 트랜스 지방이 만들어진다. 또 기름을 반복해서 사용할수록 트랜스 지방이 늘어나므로 한 번 튀김 요리를 했던 기름은 버려야 한다. 따라서 밖에서 파는 튀김은 매번 새 기름으로 만들 수 없으므로 트랜스 지방이 많을 수밖에 없다.

우리 일상에서 트랜스 지방을 포함해 음식 중독을 일으키는 설탕, 밀가루 등의 음식을 제거하기는 쉽지 않다. 무의식적으로 손과 입이 반응해 움직이기 때문이다. 트랜스 지방을 줄여나가려면 일차적으로 인식의 전환이 중요하다. 음식 중독을 일으키는 음식의 유해성에 대해 기억하며 그런 음식을 볼 때마다 의식적으로 외면해야 한다. 그리고 몸에 좋은 건강한 음식을 찾아 먹으려고 애써야 한다. 이차적인 방법은 뒤에서 자세히 소개하기로 하자.

음식 중독의 요인 ⑤
밀가루

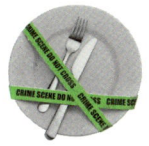

    설탕의 중독성은 연구로 확인되었지만 밀가루 음식에도 중독성이 있는지에 대해서는 아직 의견이 분분하다. 하지만 개인적인 진료 경험에 비추어볼 때 설탕과 마찬가지로 밀가루 음식도 중독성이 있다고 여겨진다. 밥은 중독성이 없지만 면이나 빵은 한번 익숙해지면 점점 더 먹고 싶은 욕구가 강렬해지고 금단증상이 생기곤 한다.

    정제 탄수화물인 밀가루에는 '글루텐'이라는 단백질이 있는데, 글루텐이 분해되면서 나오는 펩타이드가 오피오이드 수용체를 자극하는 것으로 알려졌다. 이 펩타이드를 엑소르핀exorphine이라고 부른다. 엔도르핀endorphin이 몸속endo에서 분비되는 모르핀마약이라는 의미라면 엑소르핀은 몸 바깥exo에서 들어오는 마약이라는 의미이다.

    동물실험에 의하면 오피오이드 수용체는 모르핀이나 엔도르핀의 자극을 받아 쾌감을 느낀다. 밀가루에 들어 있는 글루텐이 분해되어 나오는 엑소르핀은 혈액을 타고 뇌로 들어가 오피오이드 수용체를 자극해서 기분 좋은 느낌을 갖게 한다.

물론 동물실험의 결과가 사람에게도 똑같이 작용한다고는 말할 수 없기에 중독성에 대해서는 관대하게 넘어간다 해도 밀가루가 건강에 좋은 음식이 절대 아니라는 사실은 분명하다. 물론 첫 번째 이유는 글루텐이다. 글루텐은 소화가 잘 되지 않는 단백질 성분으로 반죽을 할 수 있게 만드는 특징이 있다. 글루텐은 밀가루뿐 아니라 호밀, 보리, 귀리에도 들어 있다. 글루텐은 글리아딘과 글루테닌이 결합된 단백질로, 글리아딘이 소장으로 들어오면 몸속 면역 세포T세포는 글리아딘을 외부 침입자로 인식해서 물리치려고 한다. T세포가 글리아딘과 싸우는 과정에서 소장의 융모를 공격해 장 점막 세포의 위축을 일으키기도 한다.

밀가루 음식을 먹고 나면 설사나 변비, 가스 참, 체중 증가, 부종, 피로감, 근육통, 두통, 머리가 멍함, 피부 발진 등의 증상을 호소하는 사람들이 있다. 이것을 '글루텐 불내증'이라고 하는데 몸이 밀가루 음식과 맞지 않는 사람들이다. 문제는 단순히 소화가 잘 되지 않는 데서 끝나는 것이 아니라 장에 염증을 일으키거나 '새는 장 증후군leaky gut syndrome' 같은 병의 원인이 될 수 있다는 점에 있다.

특히 트랜스글루타미네이즈 효소에 항체가 생기는 자가면역 질환인 셀리악celiac 병에 걸리면 밀가루로 인해 흡수 장애뿐 아니라 피로감, 두통, 체중 증가, 전신 근육통, 관절통, 불면증, 부종, 여드름, 습진, 빈혈 등 전신증상을 일으킬 수 있다. 셀리악 병은 전체 인구의 1% 미만이고 글루텐 불내증은 10% 정도로 추측되지만, 개인적 경험으로 볼 때 비만인 사람에게는 50% 이상이 글루텐 불내증이 아닐까 생각할 정도로 흔하게 나타난다. 글루텐 불내증은 밀가루 음식을 줄이는 것만으로도 증상이 좋아지지만 셀리악 병이라면 글루텐을 완전히 끊어야 한다.

자신에게 글루텐 불내증이 있는지 확인해보고 싶다면 2주 동안만 밀가루 음식을 완전히 끊어본다. 그다음에 다시 빵이나 면을 먹기 시작했을 때 없어졌던 증상이 새롭게 나타난다면 글루텐 불내증일 가능성이 높다. 물론 증상은 밀가루 음식을 먹고 난 직후부터 2일 사이에 일어난다.

여러 번 강조했지만 밀가루 음식은 혈당을 빠르게 높여 인슐린과 렙틴 저항성을 일으킬 수 있기 때문에 음식 중독으로 이어질 위험이 있다. 또 밀가루에 포함된 피트산은 칼슘, 아연, 마그네슘 등 영양소 흡수를 방해하기도 한다.

흔히 흰 밀가루는 나쁘고 통밀은 좋다고 말하는데 밀가루 음식의 유해성은 글루텐에 있는 것이므로 종류에 따른 큰 차이는 없다. 분명한 것은 음식 중독을 피하려면 밀가루 음식은 가급적 먹지 않는 게 좋다는 사실이다.

비만의 경우 이미 학계에 상체 비만, 하체 비만, 내장 지방 비만 등 분류 체계가 잡혀 있고 유형에 따라 원인이나 치료법이 달라진다. 이렇게 **유형별로 구분하면 치료도 쉽게 접근할 수 있다. 하지만 음식 중독의 경우 아직 이러한 시도가 거의 없었다.** 따라서 개인적인 임상 경험과 관련 자료를 종합해 조심스럽게 음식 중독의 유형을 구분해보았다. 음식 중독인지 의심되는 사람은 먼저 편한 마음으로 읽어보기 바란다.

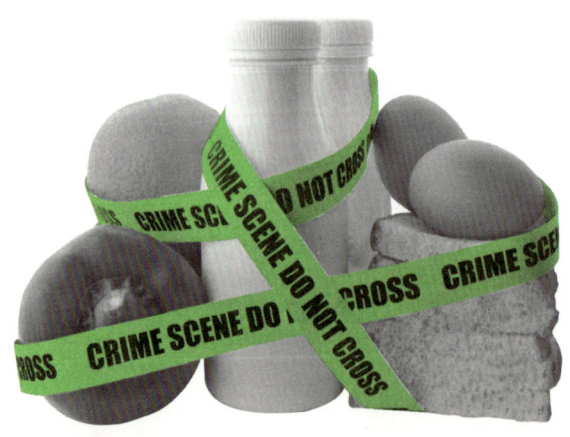

Chapter 4
음식 중독의 유형

세로토닌과
도파민

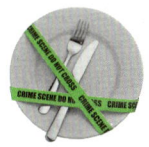

모든 질병 치료의 시작은 질병을 일으키는 기전과 관련 물질에 대한 규명이다. 질병에 따라 사안이 단순할 수도, 복합적일 수도 있다. 사안이 단순하면 간단한 치료로도 아픈 증상을 없앨 수 있지만 복합적이면 치료가 길어질 수도 있다.

지금까지 설명했듯이 음식 중독 유발 기전과 관련 물질은 매우 복합적이다. 음식 중독에 관여하는 신경전달물질 호르몬들이 서로 연결되어 복잡하게 작용하고, 정신 영역인 감정적 욕구도 깊이 개입되어 있다. 게다가 음식 중독은 아직 학문적으로 정립되지 않아 원인 규명과 치료 과정에 대한 연구가 체계적으로 필요한 분야여서 음식 중독을 유형별로 분류하는 것은 조심스러운 일이기도 하다.

비만의 경우 이미 학계에 상체 비만, 하체 비만, 내장 지방 비만 등 분류 체계가 잡혀 있고 유형에 따라 원인이나 치료법이 달라진다. 이렇게 유형별로 구분하면 치료도 쉽게 접근할 수 있다. 하지만 음식 중독의 경우 아직 이러한 시도가 거의 없었다. 따라서 이 책에서는 개인적인 임상 경험과 관련 자료를 종합해 조심스럽게 음식 중독의 유형을 구분해보았다. 음식 중독인지 의심되는 사람은 먼저 편한 마음으로 읽어보기 바란다. 그리고 자신이 어떤 유형이라고 못 박기보다는 폭넓은 의미로 받아들이고 음식 중독에서 벗어나기 위한 노력을 시작하자.

현재까지 음식 중독과 관련된 신경전달물질에는 도파민, 세로토닌, 오피오이드, 엔도카나비노이드, 가바GABA, 아세틸콜린, 노르에피네프린 등이 있는 것으로 밝혀졌다. 음식 중독에 대한 해법을 이야기하려면 이 모든 물질에 대해 이해해야 하지만 이 가운데 가장 중요한 역할을 하는 세로토닌과 도파민에 대해서만 다시 한 번 설명하기로 하자.

행복 호르몬으로 알려진 세로토닌. 세로토닌의 수치가 낮아진 사람은 강박적 행동을 보인다. 뿐만 아니라 만성 스트레스, 만성 통증, 만성 소화불량, 성욕 감퇴, 알코올 의존, 불면, 만성 피로, 편두통, 수면 부족, 우울감 같은 증상이 나타난다.

세로토닌 수치가 떨어지는 가장 큰 원인은 지속적으로 이어지는 만성 스트레스이다. 만성 스트레스로 세로토닌 수치가 낮은 환자들은 통증도 더 쉽게 느끼고 소화불량, 변비, 수면 장애 등을 호소한다. 또 수면 부족은 설탕이 들어간 음식, 흰 밀가루 음식 같은 정제 탄수화물을 더 많이 찾게 만든다. 특히 혈당을 빠르게 높이는 음식은 일시적으로 세로토닌 분비를 자극하기 때문에 수면이 부족할수록, 우울감이

클수록 단 음식에 대한 욕구가 늘어난다.

한 동물실험 결과, 세로토닌 생성에 필요한 아미노산인 트립토판의 공급을 제한하자 더 예민해지고 공격적인 성향을 보이는 것으로 확인됐다. 다이어트하는 사람이 예민하고 짜증을 쉽게 내는 것은 생물학적 반응이라는 것을 알 수 있는 결과였다. 특히 만성 스트레스에 시달리는 여성이라면 반응은 더 강하게 나타난다.

세로토닌은 포만감에도 관여한다. 따라서 세로토닌 수치가 낮으면 포만감이 떨어져 평소보다 더 많이 먹어야 비슷한 포만감을 느낀다. 즉, 불안감이나 우울감이 커져서 세로토닌 수치가 낮아진 사람은 과식하는 경향을 보인다. 뷔페에서 배불리 먹은 뒤에도 케이크에 손이 가는 건 세로토닌 수치가 낮기 때문이다. 결국 탄수화물의 과잉 섭취로 렙틴과 인슐린 저항성이 생기면서 체중이 늘어난다.

도파민은 스릴을 느끼거나 무언가 도전해보고자 하는 의욕이 생길 때 분비되는 물질이다. 첫 데이트를 할 때, 스키를 타고 신나게 산을 내려올 때, 외국에 처음 도착했을 때 도파민 수치는 올라간다. 인위적으로 도파민 분비를 가장 강렬하게 자극하는 것은 코카인, 헤로인 같은 마약이다. 그 밖에 육류 같은 기름진 음식을 먹을 때, 카페인 음료를 마실 때, 운동 직후에도 도파민 수치가 일시적으로 올라간다.

도파민이 적절히 유지되면 인생은 즐겁고 재미있다. 그런데 만성적인 스트레스로 도파민 수치가 떨어지면 만사가 귀찮고 인생이 무미건조하게 느껴진다. 빛나는 시절은 끝났다는 생각이 들고 공허하고 가라앉거나 압도된 느낌 혹은 에너지가 쫙 빠진 기분이 든다.

도파민은 자극에 대해 강력한 보상을 제공한다. 정도의 차이는 있지만 마약이든 음식이든 짧은 시간 동안 수치가 올라가면서 보상을 주고 시간이 지나면 다시 결핍 상태에 빠진다. 일시적으로는 효과가 있지만 결국 고당질, 고지방 음식을 찾게 만든다.

수면 장애도 도파민 수치를 낮춘다. 도파민 분비를 자극하는 카페인은 수면 장애를 일으키기 때문에 낮 동안 마신 커피로 수면 장애가 더 심해질 수 있다.

여기에서는 세로토닌과 도파민에 대해서만 간단하게 살펴보았지만 빠른 시일 안에 음식 중독 유발 기전과 관련 물질에 대한 연구와 임상 경험이 쌓이길 기대한다. 그리고 그 결과를 바탕으로 음식 중독 유형이 체계적으로 만들어지길 기대한다. 그 과정에 나의 연구가 조금이나마 도움이 되길 바란다.

음식 중독의 유형 ①
강박형

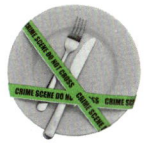

다음은 강박형 음식 중독으로 분류될 수 있는 예이다.

K씨여, 35세는 직장 생활 8년 만에 체중이 10kg이나 늘었다. 다이어트를 수없이 반복했지만 체중은 줄지 않았다. 더 이상 체중이 늘지 않는 것은 그나마 병원이나 한의원에서 식욕 억제제를 처방받아 먹고 있었기 때문이다.

식욕 억제제를 먹으면 늘 가슴이 두근거리고 밤에 잠을 제대로 못 잔다. 그래도 금방 체중이 늘어날 것 같은 불안감 때문에 약을 계속 먹고 있다. 쉽게 잠을 이루지 못하다보니 밤에 와인이나 양주 한두 잔 마시는 것이 습관이 되었다.

K씨는 3개월 후 결혼식을 앞두고 있다. 그래서 최근 덴마크 다이어트도 해보았지만 우울함과 짜증이 밀려와 2주를 넘기지 못하고 포기해 버렸다. 그러면서 아침부터 저녁까지 음식 생각만 한다. 특히 밤만 되

면 참았던 식욕이 폭발해서 결국 과식을 하고 만다. 이러한 식습관을 고치지 못하면 체중이 더 늘어날 것 같은 불안감에 비만 클리닉을 찾았다.

강박형 음식 중독에 해당하는 사람은 하루 종일 먹는 생각만 한다. 특히 밤에 더 심한데, 음식이나 음식을 먹는 행동에서 벗어나려고 해도 좀처럼 다른 생각에 몰입하지 못하기 때문이다. 이들이 음식에 대한 강박에 사로잡히는 증상은 세로토닌 문제로 봐야 한다.

세로토닌은 차분함, 평화, 긍정적 사고와 관련된 신경전달물질이다. 불안을 느끼고 염세적이며 부정적 사고를 하는 사람들은 모두 세로토닌 수치가 떨어져 있다. 세로토닌 수치가 계속 낮은 수준으로 유지되며 수면 장애와 편두통이 생기고 우울증으로 이어질 수 있다.

세로토닌이 관여하는 강박형 음식 중독은 어떤 행동을 보일까? 다음 항목을 체크해보자.

> ✅ **Checklist 나는 강박형 음식 중독인가?**
> ☐ 내 체중을 정확하게 알고 있다. 혹은 거의 매일 체중계 위에 올라간다.
> ☐ 매일 적어도 한 끼는 똑같은 메뉴로 먹어야 한다.
> ☐ 내가 정해놓은 메뉴로 식사를 하지 못하면 마음이 불안해진다.
> ☐ 식사는 가급적 미리 정해놓은 특정한 장소에서 해야 한다.
> ☐ 특정 색깔의 음식은 아예 먹지 않는다.
> ☐ 식사할 때 음식의 칼로리를 계산하면서 먹는다.

- ☐ 음식을 만들 때 재료의 무게를 정확히 측정해서 조리한다.
- ☐ 운동하기로 한 날 운동을 하지 못하면 불안해진다.
- ☐ 먹지 않기로 한 음식을 먹게 되면 다음 끼니를 굶거나 운동을 평소의 2배로 늘린다.

3개 이상 체크했다면 강박형 음식 중독의 위험이 있으며 5개 이상 체크했다면 전문가와의 상담이 필요하다.

✚ 권유 사항

강박형에 해당하는 사람은 음식과 음식 섭취에 대한 강박이 심해 다른 생각을 하기 힘들다. 단서 자극에 대해 충동적인 행동으로 이어지는 조건반사가 한두 가지 형태로만 굳어져 있기 때문이다. 생각의 유연성이 떨어져 다른 행동은 선뜻 하기 힘들다. 따라서 이들에게 필요한 것은 관심을 다른 곳으로 돌리는 생각의 전환 능력이다.

강박형에게 탄수화물 섭취를 무조건 억제하는 앳킨스 다이어트**황제 다이어트**나 덴마크 다이어트, 뒤캉 다이어트 같은 식이요법을 처방하면 탄수화물 금단증상이 온다. 후폭풍으로 음식에 민감해지는 것은 물론이고 더 강박적으로 음식을 찾게 된다.

체중을 조절하기 위해 식욕 억제제를 처방하면 더욱 위험해진다. 체중에 대한 불안감이 높아질수록 식욕 억제제에 대해서도 강박이 생긴다. 식욕 억제제로 인한 부작용이 나타나도 끊지 못한다. 다이어트 실패에 대한 두려움 때문이다. 동시에 음식에 대한 강박에서도 벗어나지 못한다.

강박형에 해당하는 사람은 체중이나 칼로리에 대한 집착에서 벗어나기 위해 내 몸의 신호를 잘 받아들이고 배고플 때에만 음식을 먹는 습관을 들여야 한다. 칼로리를 계산하는 대신 몸에 좋은 음식을 먹으면 살찌지 않는다는 믿음을 갖기 위한 노력에 집중해야 한다.

세로토닌 전구물질인 L-트립토판이 함유된 보충제를 먹으면 도움이 된다. 항우울제 중 세로토닌 수치를 높이는 프로작, 졸로푸트, 렉사프로 같은 약물을 먹으면 체중 감량에 효과를 보이는 유형이기도 하다.

특히 저녁 시간 이후에 하루 섭취량의 50% 이상을 먹는 야식증후군 환자 중에 강박형 과잉 섭취가 많다. 야식에 대한 강한 유혹을 뿌리치는 데에는 걷기가 도움이 된다. 물을 한 잔 마시고 일단 밖에 나가 산책을 해본다. 식욕이 사라지면 다행이지만 그래도 배고픔이 해결되지 않는다면 그냥 참지 말고 따뜻한 우유 한 잔이나 견과류를 조금 먹는다.

음식 중독의 유형 ②
충동형

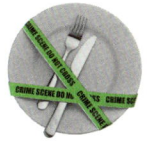

다음은 충동형 음식 중독으로 분류되는 예이다.

C씨여, 27세는 키 170cm에 몸무게 75kg인 직장 여성이다. 어려서부터 통통하다는 이야기를 들었고, 고등학교 2~3학년 때 스트레스로 급격히 체중이 늘어 95kg까지 나갔다. 수능을 끝내고 나서 3개월 동안 열심히 운동과 다이어트를 한 결과 무려 30kg을 줄여 65kg이 되었다. 그 이후에도 체중의 변동은 조금씩 있었지만 70kg을 넘지는 않았다.

C씨는 학교 졸업 후 직장 생활을 시작하고 스트레스가 심해지자 체중이 꾸준히 늘기 시작했다. 특히 회식을 할 때면 음식 섭취량을 조절하지 못하고 동료들이 놀랄 정도로 많이 먹었다. 나중에는 직장 동료들을 보기 민망해서 점심을 혼자 먹을 때가 많았다.

집에서는 외식할 때보다 훨씬 더 많이 먹었다. 이러면 안 된다는 생각을 하면서도 냉장고 문을 열고 음식을 잔뜩 꺼내 먹는다. 그러다 체중이 늘어날 것 같은 불안감이 들면 일부러 음식을 토해내기도 한다.

충동형은 무엇보다 자신의 행동을 통제하지 못하는 것이 특징이다. 한 가지 일에 오래 집중하지 못하고 쉽게 지루해하거나 싫증을 낸다. 어릴 때부터 주의 집중력 결핍 장애가 있었던 사람에게 잘 나타나는 유형이다. 유해 물질에 오래 노출되거나 뇌 손상 과거력이 있거나 만성피로증후군 환자 중에도 충동형 음식 중독이 나타나는 경우가 많다고 알려져 있다.

충동형의 특징들은 전전두엽의 자기 조절 능력이 떨어져 있고 도파민 분비에 문제가 생겨 나타나는 행동이다. 도파민은 활력, 즐거움, 쾌락 등과 관련된 신경전달물질로 롤러코스터를 타거나, 도박을 하거나, 로맨틱한 데이트를 할 때에는 수치가 올라간다. 매사에 관심이 없고 무기력하며 따분함과 싫증을 잘 느낀다면 도파민 수치가 떨어져 있을 가능성이 높다.

충동형 음식 중독의 특징적 행동은 아래와 같다. 체크해보자.

> ✅ **Checklist   나는 충동형 음식 중독인가?**
> ☐ 음식을 먹기 시작하면 배가 불러서 불편한데도 계속 먹는다.
> ☐ 누군가 음식을 먹고 있는 모습을 보면 배가 고프지 않아도 음식을 찾아 먹는다.
> ☐ 식사 속도가 다른 사람들보다 빠르다.
> ☐ 피로감, 무력감을 느낄 때마다 커피, 담배, 에너지 음료 등을 찾는다.

- ☐ 스트레스를 받으면 기름진 음식이 당긴다.
- ☐ 음식을 먹지 못하면 집중이 안 되고 음식 생각 때문에 다른 일을 할 수 없다.
- ☐ 다른 사람들이 먹는 정도의 양으로는 포만감을 느끼지 못한다.
- ☐ 많이 먹고 난 후 죄책감을 느끼거나 우울해한 적이 있다.
- ☐ 과식은 주로 저녁이나 저녁 식사 이후 밤늦게 할 때가 많다.

3개 이상 체크했다면 충동형 음식 중독의 위험이 있다. 5개 이상 체크했다면 전문가와의 상담이 필요하다.

한 연구 결과에 따르면 음식에 대한 충동 유발 요인으로는 긴장감 91%, 뭔가를 입에 집어넣고 있을 때 84%, 혼자 있을 때 78%, 특정 음식에 대한 욕구가 강하게 나타날 때 78%, 집에 들어가는 길에 72%, 뷔페에 갈 때 72%, 무료하고 따분할 때 59%, 배가 고플 때 44%, 술을 마실 때 44%, 파티에 참석할 때 22% 등이었다.

나 자신의 유발 요인은 무엇일까 생각하고 기록해보자.

+ 권유 사항

충동형에 해당하는 사람은 자신의 행동을 제어하지 못하고 폭식하는 경향을 보인다. 배가 고프지 않아도 음식을 꾸역꾸역 입에 넣으며 '내일부터 다이어트 다시 시작하면 되지' 하면서 스스로를 합리화한다.

대부분 뇌의 전전두엽 피질 활성이 아주 낮은 상태로 도파민 수치도 낮은 수준이다. 이런 경우 탄수화물을 많이 섭취하면 증상이 악화된다.

세로토닌 수치를 높이는 프로작 같은 우울증 약물을 먹으면 증상이 더 나빠질 수도 있다. 오히려 펜터민 같은 식욕 억제제가 충동적으로 음식을 먹으려는 자극을 억제하는 데 도움이 된다.

일상에서 다음 사항을 의식적으로 노력하면 개선 효과를 얻을 수 있다.

- 먼저 **충동을 유발하는 요인**을 찾아 단서에서 멀어지려고 노력한다.
- **식사는 미리 계획을 세운다.** 세끼 식사와 한두 번의 간식으로 무엇을 몇 시에 먹을지까지 미리 정해놓으면 좋다. 계획에 없는 간식은 먹지 말아야 한다.
- **끼니를 거르지 않는 것도 중요하다.** 끼니를 거르는 것이야말로 다음번 끼니에 충동적으로 과식을 일으키는 가장 큰 위험 요인이다.
- **식사 일기를 써본다.** 식사할 때에는 늘 즐거운 마음으로 먹겠다는 자기 다짐을 해본다.
- 운동을 열심히 해서 뇌로 가는 혈액량을 늘려 대뇌피질 기능을 활성화시키는 것도 도움이 된다. 특히 **반복적으로 시행하는 고강도 인터벌 운동**이 좋다.

음식 중독의 유형 ③
강박형+충동형

　강박형+충동형 음식 중독으로 분류한 사람은 앞에 소개한 강박형과 충동형의 특징을 모두 가지고 있다. 이들의 세로토닌과 도파민 분비 수치는 둘 다 낮고, 전전두엽의 활성화 역시 떨어져 있다.
　유전적으로 부모가 알코올 중독을 앓았던 사람에게서 잘 나타나는 유형인데, 고당질·고지방 음식을 탐닉한다. 특히 다른 사람들이 먹는 양보다 훨씬 많은 양의 음식을 한꺼번에 빨리 먹는다. 일단 음식이 입에 들어오면 먹는 행동을 그만둘 수 없다고 느끼거나 먹는 양을 스스로 조절하지 못한다. 음식 중독을 넘어 폭식증으로 이어질 가능성이 높아 전문적인 치료가 필요하다.
　세로토닌과 도파민 수치가 둘 다 낮기 때문에 어느 한쪽에 치우친 치료를 하면 증상이 악화될 수 있다. 세로토닌 계열의 항우울제를 먹으면 강박적인 행동이 줄어드는 대신 충동적인 행동이 심해질 수 있고, 도파민 계열의 약물을 먹으면 충동적인 행동이 줄어들면서 강박적 행동이 심해질 수 있다.

강박형+충동형은 강박형과 충동형에게 권한 사항을 모두 실천해야 하며 음식 중독 수위가 높은 유형이므로 의식적으로 각별한 유의가 필요하다. 반드시 전문가와의 상담을 권한다.

음식 중독의 유형 ④
감정형

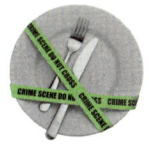

다음은 감정형 음식 중독으로 분류될 수 있는 예이다.

P씨여, 41세는 어릴 때부터 예쁜 얼굴과 날씬한 몸매로 사람들의 주목을 받았다. 미스코리아 선발 대회에 나가 인기상을 받기도 했다. 하지만 남편의 사업 실패와 이혼을 겪으면서 6개월 사이에 체중이 20kg이나 늘었다.

먹고살기 위해 어렵게 구한 직장 생활을 하는 동안 체중은 더 늘어났다. 도저히 안 되겠다 싶어 여러 가지 다이어트를 해보아도 잠깐 체중이 빠졌다가 곧바로 요요 현상이 나타나면서 체중은 처음보다 더 늘었다.

우울한 마음에 지방 흡입 시술도 받았지만 체중은 생각만큼 쉽게 줄지 않았다. 회사에 가면 믹스 커피를 하루 4~5잔 정도 마셨고, 스트레스를 받을 때마다 초콜릿을 먹었다. 주말이 되어도 한 주의 스트레스가 풀리지 않으면 아이스크림과 과자를 잔뜩 사다 놓고 하루 종일 먹었다. 자신의 식습관에 대해 불안해진 P씨는 결국 비만 클리닉을 찾아왔다.

감정형은 남성보다 여성에게 더 많이 나타난다. 의욕이 없고 외롭고 우울한 기분을 느껴지면 배가 고프지 않아도 음식을 찾는다. 생리적인 배고픔이나 영양소가 필요해서 생기는 식욕이 아니라 감정적으로 부족한 부분을 채우고자 음식을 찾아 먹는 것이다.

만성 스트레스로 우울증이 생긴 사람이라면 감정형 음식 중독에 빠지기 쉽다.

가을부터 우울감이 오기 시작해 겨울 내내 우울해하고 봄이 되면서 증상이 좋아지는 질병, 즉 계절성 우울증 환자에게도 감정형 음식 중독이 잘 나타난다. 이들은 변연계의 활성이 늘어난 반면 전전두엽의 활성은 떨어져 있다. 세로토닌 수치도 줄어 있다.

일조량이나 비타민 D가 부족하면 증상이 더 심해진다. 실내 활동이 많은 현대인은 비타민 D가 늘 부족하다. 점점 비타민 D 결핍이 늘어나는 현상도 감정형 음식 중독이 늘어나는 요인이 되고 있다.

감정형 음식 중독의 증상은 다음과 같다. 항목을 체크해보자.

> ✅ **Checklist 나는 감정형 음식 중독인가?**
> ☐ 뱃속이 요동치는 신체적 배고픔이 아니라 허전하거나 심심해서 욕구가 생기는 정신적 배고픔이 더 많다.
> ☐ 우울하고 외롭다.

- ☐ 음식을 먹고 나서 늘 죄책감을 느낀다.
- ☐ 음식을 먹고 있어도 충족감을 잘 느끼지 못한다.
- ☐ 집에 있을 때는 무언가라도 먹고 있어야 마음이 편하다.
- ☐ 단 음식이 일단 입안에 들어오면 절제하지 못하고 모두 먹는다.
- ☐ 먹고 싶은 음식을 먹지 못하면 짜증이 난다.
- ☐ 음식을 먹기 전에 기분이 가라앉아 있을 때가 많다.
- ☐ 낮 시간 동안 설탕 커피나 초콜릿 같은 단맛 나는 음식을 끊기 힘들다.

3개 이상 체크했다면 감정형 음식 중독의 위험이 있다. 5개 이상 체크했다면 전문가와의 상담이 필요하다.

✚ 권유 사항

뭔가 먹고 싶다면 먼저 의식적으로 다음과 같은 생각을 하려고 노력한다. '정말 배가 고파서 음식을 찾는지, 마음이 허전해서 음식을 찾는 것인지' 먼저 생각해본다. 일단 물을 한 잔 마셔보고 그래도 배고픔이 가시지 않는다면 가볍게 음식을 먹는다.

감정형은 우울증과 함께 오는 경우가 많기 때문에 우울감이 심하면 우울증 치료를 먼저 받아야 한다. 평소에 우울증을 예방하려면 햇빛을 충분히 쬐어 비타민 D 결핍이 일어나지 않도록 하고, 필요하다면 비타민 D 보충제를 먹는 것도 좋다.

감정형 역시 폭식증이나 대식증으로 이어지는 일이 많다. 세로토닌 계열의 항우울제를 먹으면 증상이 좋아진다. 잠을 푹 자야 낮 동안 음식에 대한 욕구가 덜 생기기 때문에 수면의 질을 확보하는 것이 중요하다. 숙면을 취하기 힘들면 수면제를 먹는 것도 한 방법이다.

일상에서 의식적으로 다음 사항을 실천하려 노력하면 개선 효과를 얻을 수 있다.

- **반신욕이 도움이 된다.** 온탕에 앉아서 15분 동안 눈을 감고 명상에 잠겨본다. 마음이 평온해지고 몸속의 독소도 땀을 통해 빠져나가 일석이조의 효과가 있다.

- **어떤 운동이든 도움이 된다.** 굳이 유산소운동이나 근력 운동에 집착하지 말고 편하게 즐길 수 있는 운동을 선택한다.

- **음식이 당길 때 주의를 다른 곳으로 돌려본다.** 음식 섭취에 대한 강한 욕구는 대부분 2~3분을 넘기지 않으므로 일단 주의를 딴 데로 돌려본다. 아래와 같은 방법을 실천해보자.

  - 욕실에 들어가 이를 닦는다.
  - 설거지를 한다.
  - 무설탕 자일리톨 껌을 씹는다.
  - 치실을 사용한다.
  - 신나는 댄스음악을 듣는다. 음악에 맞춰서 춤을 추면 더 좋다.
  - 샤워를 한다.
  - 좋아하는 친구에게 이메일을 써서 보낸다.
  - 밖으로 나가 산책을 한다.

나는
음식 중독일까?

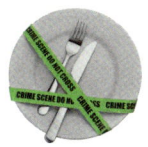

다음은 내가 운영하는 블로그에 올라온 글들이다. 여기에 자신을 대입해보면서 찬찬히 생각해보자. 나는 음식 중독일까? 그런 것 같다면 어떤 유형일까? 그러고는 머릿속에 대안을 그려본다. 음식 중독에서 벗어나려면 스스로 생각을 바꾸는 것이 최우선이다.

● 빵 때문에 결국 실패해요

저는 강박형이라기보다 충동형이네요. 체크리스트에서 하나 빼고 다 해당됩니다. 폭식 대마왕인데 어떻게 하면 좋을까요? 특히 빵을 너무 좋아해요. 밥을 먹어도 빵을 먹지 않으면 허전하고 온몸이 후들거리는 느낌이 들어요. 어쩌죠? 탄수화물을 끊어보려고 채소도 많이 먹고 두부랑 현미밥도 먹어보았는데 결국 빵 때문에 다 망칩니다. 저는 하체비만이고 혈액순환이 잘 안 돼요. 그리고 지금 골반 교정 치료를 받고 있어서 운동도 하면 안 되는 상태예요. 또 아침을 먹으면 변비에 걸려서 점심 저녁 두 끼를 먹는데 어떻게 조절하면 좋을까요?

● **초콜릿이 마약 같아요**

완전 제 얘기입니다. 보는 내내 찔렸어요. 지금은 저 악마의 사이클에서 벗어났지만 한동안 초콜릿을 비롯한 단 음식을 계속 먹었거든요. 진짜 마약 같았어요. 너무 우울하고 정신적으로 힘들 때는 정말 의지가 맥없이 푹 꺾이는 것 같아요. 그래서 평소 긍정적인 생각과 건강한 생활 습관이 중요한 것 같아요. 그런데 마약이나 담배가 몸에 안 좋다는 걸 알면서도 그것들에 중독된 사람처럼 음식 중독 사이클에서 빠져나오기가 힘듭니다.

● **머리로는 이해가 되지만 다이어트가 어려워요**

저는 강박형이 좀 있어요. 예를 들어 마트에 가서 시리얼, 초코파이, 빵 등을 사 오면 24시간 내로 빨리 먹어야 해요. 그 욕구를 눌러놨다가도 자다가 일어나면 또 참지 못하고 습관적으로 먹어 치워요. 그런데 채소나 두부는 사서 냉장고에 넣어놔도 별생각 없이 정량만 먹을 수 있어요. 그래서 집에 음식을 아예 못 사둡니다.

선생님이 추천하신 다이어트도 몇 번 시도해보았어요. 그런데 3~4일 지나면 하루 종일 탄수화물 음식 생각밖에 안 나요. 어떻게 해야 합당한 이유를 만들어 탄수화물 음식을 먹을 수 있을지 잔머리만 굴리면서 엄청 우울해져요. 다이어트를 할 때마다 망했어요. 머리로는 박사님 의견에 동의하는데 실제 다이어트하는 건 쉽지 않습니다.

● **우울증과 수면 장애로 통제력을 잃었어요**

안녕하십니까? 유익한 정보 많이 보았습니다. 저는 40대 중반의 직장인입니다. 1년 전부터 식이 장애와 수면 장애로 병원을 찾았는데 우울증이라는 진단을 받고 병원에 다니고 있습니다. 주된 증상은 잠들고 1시간 30분 간격으로 깨서 무엇인가를 먹습니다. 탄수화물 음식을 제일 많이 먹고 그게 없으면 다른 무엇이라도 먹습니다. 아무리 해도 이성으로 통제가 안 됩니다.

증상이 시작된 것은 5년 정도 됩니다. 잠을 제대로 못 자니 늘 피곤하고 복부 비만이 심각했습니다. 163cm에 63kg까지 나갔습니다. 다른 곳에는 살이 없고 오직 배에만 살이 쪄서 유산소운동, 요가 등도 해보았지만 별 효과가 없었는데 병원에 다니고 55kg까지 체중이 내려가고 허리선도 찾았습니다.

그러다 올 2월 집안일로 큰 스트레스를 받았는지 다시 자다가 깨는 일이 잦아졌고 조금씩 먹기 시작하더니 6월 들어 다시 원점으로 돌아갔습니다. 체중도 수면도 탄수화물 중독도. 신경정신과 선생님이 약을 바꾸고 애써주시는데 점점 나빠지니 무기력해집니다.

여기에 소개한 글 말고도 음식과 관련해 고통을 호소하는 사람들이 너무나 많다. 병원을 찾지 않고 지금도 혼자서 음식과 싸우고 있는 사람들까지 감안한다면 음식 중독은 이제 우리 사회를 위협하는 요인이 되어가고 있다. 하지만 아직도 비만을 과식의 문제, 개인의 문제로 가볍게 접근하는 사람들이 많아 안타까움이 크다.

가장 중요한 것은 자신이다. 내가 지금 어떤 상태에 있는지 정확하게 아는 것이 해결의 첫걸음이라는 것을 깨닫고 이 책을 덮는 순간 곰곰이 자신을 들여다보기를 바란다.

의지만으로는 불가능한 탄수화물 음식 조절에 성공하려면 우선 이러한 음식이 당기지 않는 몸을 만들어야 한다. 가장 먼저 해결되어야 할 것은 물론 스트레스 조절이다. 하지만 이미 **렙틴 저항성, 인슐린 저항성, 만성 염증**이 있는 상태에서 세트 포인트까지 상향 조성되어 있다면 자신의 의지만으로 조절하기 어려운 단계이다.

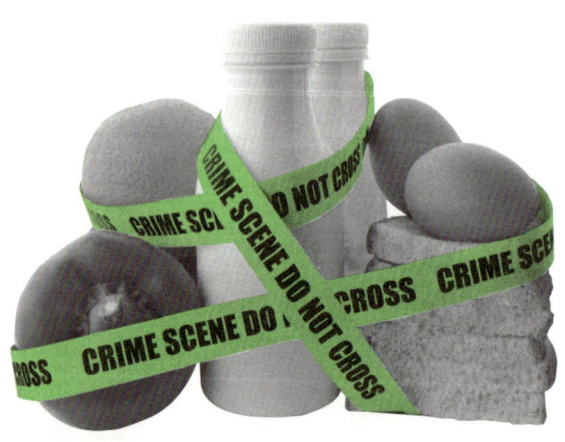

Chapter 5
음식 중독에서 벗어나기

음식 중독에서
벗어나고 싶다

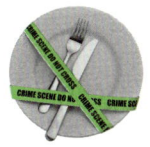

　음식 중독의 실체를 이해하기 위해 지금까지 렙틴 저항성, 보상 시스템, 만성 스트레스, 수면 장애, 쾌미 음식과의 연관성을 길게 설명했다. 독자들의 골치가 지끈지끈 아플 것을 예상하면서도 이렇게 복잡하게 설명한 이유는 음식 중독에서 벗어날 해법을 찾으려면 반드시 알아야 하는 내용이기 때문이다.
　사실 음식 중독의 치료법은 아주 단순하다. 만성 스트레스와 수면 장애 극복 그리고 탄수화물 음식만 조절하면 된다. 하루 종일 정상 수준보다 높게 유지되는 스트레스 호르몬 수치를 내리면 된다.
　하지만 말이 쉽지 막상 실천하려면 어려운 것이 스트레스 관리이다. 만성 스트레스 상태에서 순간적으로 급성 스트레스를 받을 때마다 탄수화물 음식이 당기는 몸을 만들어놓고, 어느 날 갑자기 탄수화물 음식을 끊겠다고 선언한다면 곧바로 실천에 옮길 수 있는 일이 아니다. 강한 의지를 가지고 짧은 기간 단 음식을 멀리한다고 해도 그다음에 찾아오는 우울감을 어떻게 극복할지에 대한 대책도 필요하다.

의지만으로는 불가능한 탄수화물 음식 조절에 성공하려면 우선 이러한 음식이 당기지 않는 몸을 만들어야 한다. 가장 먼저 해결되어야 할 것은 물론 스트레스 조절이다. 하지만 이미 렙틴 저항성, 인슐린 저항성, 만성 염증이 있는 상태에서 세트포인트까지 상향 조정되어 있다면 자신의 의지만으로 조절하기는 어려운 단계이다.

나 역시 문제를 해결하고픈 마음에 음식 중독 관련 책이나 논문을 계속 찾아보고 있지만 대부분 문제점만 나열되어 있을 뿐 구체적인 해법이 부족하며, 해법이 있다 해도 추상적으로 언급되어 있을 뿐 현실적으로 실천하기 어려웠다.

지금부터는 비만 환자를 치료하며 얻은 경험을 바탕으로 나만의 음식 중독 탈출 해법을 제시하고자 한다. 정답은 아니지만, 음식 중독으로 고통 받는 환자들을 만나면서 정리한 것이기에 나름 현실적인 대안이라고 자신한다.

가장 중요한 것은 무엇보다 자신의 상태를 객관적으로 바라보는 것이다. 독자들도 여기에 소개하는 제안을 받아들이기 전, 먼저 자신의 문제점을 정확히 파악하고 문제에 대한 해답도 스스로 내려보길 바란다. 그것이 음식 중독에서 가장 빨리 벗어날 수 있는 지름길이기도 하다. 그리고 나서 여기에 소개한 제안을 하나씩 실천에 옮겨보자.

음식 중독에서 벗어나기 ①
만성 스트레스 조절

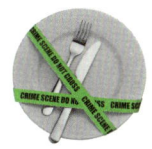

스트레스는 만병의 근원이라고 하는데 음식 중독에서도 마찬가지이다. 하지만 스트레스 없는 현대인의 삶은 상상하기 어렵고, 단 음식을 멀리하는 식습관 또한 실천하기 어렵다. 어쨌든 최대한 스트레스를 줄이려는 노력이 필요하고, 그것이 전제될 때 음식 중독에서의 탈출도 가능해진다.

시작은 인식의 전환

앞에서 소개한 예로 다시 돌아가보자. 고무호스를 밟았지만 이것이 뱀이라고 대뇌에서 '인식'하는 순간 이 신호는 빠르게 시상하부, 뇌하수체를 거쳐 신장 위에 있는 부신에 다다르고, 부신에서는 아드레날린과 코르티솔을 분비했다.

이 사례는 무엇을 의미하는가? 우선 스트레스-스트레스 반응은 '어떠한 상황'에 맞닥뜨렸을 때 나타나는 것이 아니라 그 상황을 '스트레스라고 인식'했을 때 나타난다.

고무호스를 밟았다고 가슴이 쿵쾅거리면서 머리카락이 쭈뼛 올라가는 사람은 없다. 하지만 고무호스를 뱀이라고 '인식'하면 스트레스 반응이 나타난다. 늘 잔소리만 해대는 직장 상사의 얼굴만 떠올려도 얼굴이 달아오르고 목뒤가 뻐근해지는 것도 이와 같다. 직장 상사가 스트레스 원인이 아니라 그에 대한 '나의 생각'이 스트레스를 일으킨다.

이런 전제로 생각하면 스트레스 조절의 출발은 인식의 전환에 있다. 아무리 억울한 상황이라도 나 자신이 그 상황을 억울하게 받아들이지 않으면 스트레스를 조절할 수 있다. 물론 쉽지 않지만 스트레스는 누가 주는 것이 아니라 내가 느끼는 순간 시작된다는 점을 새롭게 인식하기 바란다.

현대인의 스트레스는 원시인류의 스트레스와 다르다. 원시인류가 사나운 짐승이 쫓아올 때 받았던 신체적 스트레스보다 정신적 스트레스가 월등히 많아졌다. 평소에는 움막이나 동굴 등 안전한 곳에 편안하게 있다가 사냥할 때만 급격하게 발생하던 원시인류의 급성 스트레스와 달리 현대인의 스트레스는 끊임없이 쏟아지는 만성 스트레스이다. 큰 펀치 한 방에 쓰러졌다면 힘을 내어 다시 일어나면 되는데, 쉴 새 없이 잽을 맞다 보면 자기도 모르게 고통이 가중되어 한 번 넘어지면 다시 일어나기가 어려워진다.

만성 스트레스에 시달리는 사람들은 정상적인 호르몬 분비 체계를 유지할 수가 없다. 스트레스 호르몬인 코르티솔과 아드레날린이 자기 임무를 완수하면 바로 사그라져야 하는데, 계속 날아드는 잽처럼 쉴 새 없이 코르티솔과 아드레날린을 분비한다. 이런 상태가 지속되던 어느 날 진짜 커다란 '급성 스트레스'를 한 방 맞으면 우리 몸은 완전 그로기 상태가 되어 회복 불능에 빠져버린다.

세상에는 고무호스를 밟고도 '뱀이구나' 하고 생각할 일이 많다. 사실 확인도 되지 않은 상태에서 남의 말만 듣고 스트레스를 받는 일이 있는가 하면, 오해에서 비롯된 스트레스가 나를 괴롭히기도 한다. 반대로 길을 가다 뱀을 밟고 지나갔는데도 '고무호스인가보다' 하고 대수롭지 않게 생각한다면 몸속에서 스트레스 반응은 전혀 일어나지 않는다. 스트레스를 받아서 해결할 수 있는 문제라면 모르겠지만, 다른 사람 때문에 내 몸속에 스트레스 호르몬을 끌어올리고 단 음식이 당기게 만들 이유는 절대로 없다.

예기불안에서 벗어나라

로버트 새폴스키 박사의 《왜 얼룩말은 위궤양에 걸리지 않는가》를 보면, 얼룩말은 사자가 언제든지 뒤에서 자기를 덮칠 수 있다는 사실을 알지만 사자가 눈앞에 보이기 전까지는 그 생각을 하지 않는다고 한다. 얼룩말이 한가롭게 풀을 뜯어 먹을 수 있는 건 아직 일어나지도 않은 일에 미리 불안해하거나 긴장하지 않기 때문이다.

스트레스에서 벗어나려면 우리도 이런 능력을 가지고 있어야 한다.

효율적으로 업무를 수행하기 위해 적당한 긴장감은 필요하지만, 긴장감이 지나쳐 당장 일어나지도 않을 일로 쓸데없는 걱정에 빠져 있어도 해결되는 것은 없다. 우리 몸의 스트레스 호르몬 수치만 올라갈 뿐이다.

간혹 종합 건강진단 검사를 받고 결과가 나올 때까지 '혹시 암이라는 판정을 받는 건 아닐까' 하고 애태우면서 사흘 밤을 꼬박 새웠다는 사람들이 있다. 불안해한다고 이미 생긴 병이 없어지는 것도 아니고, 병이 없다면 걱정할 일도 아닌 것을, 결과가 나올 때까지 검사 자체를 잊고 지내면 얼마나 좋을까? 검사 결과 질병이 있다는 판정을 받으면 그때부터 대응책을 세워도 충분하다.

음식 중독도 마찬가지이다. 스트레스 때문에 초콜릿이 당기는 몸을 만들어놓고 참다 참다 결국 참지 못해 초콜릿 한 조각을 입에 물었다. 순간의 즐거움도 잠시, 곧바로 후회와 자책이 밀려 들어온다. 이러다 탄수화물 중독에 빠지는 것이 아닐까? 내일도 초콜릿이나 케이크가 먹고 싶으면 어떡하지? 결국 다시 폭식이 찾아와서 체중이 늘어날 거고 나는 또다시 우울해지겠지? 상상의 나래가 꼬리를 물고 이어지면서 그 자체가 커다란 스트레스가 되고 만다.

어쩌다 과자나 초콜릿을 먹었다면 그냥 '한 번의 실수'라 생각하고 잊어버려라. 앞으로 일어나지도 않은 일을 가지고 미리 걱정하거나 불안해할 필요는 없다. 내 몸의 스트레스 호르몬 수치를 올리는 건 주변 환경이 아니라 바로 '나 자신'이다.

철없이 살아라

일본의 정신과 의사 와다 히데키의 《철없는 남자는 늙지 않는다》를 읽은 적이 있는데, 내가 평소에 주장하던 '감성 노화 방지'를 구체적으로 풀어 쓴 내용이 있어 반가웠다.

이 책의 핵심은 '감성이 늙으면 몸과 뇌의 노화가 빠르게 진행되기 때문에 젊게 살아야 한다'는 것이다. 꿈과 열정이 젊은이들의 전유물이 아니므로 나이 든 사람도 "내 나이에 뭘 하겠어"라는 말 따위는 과감히 버리고 젊게 살라고 말한다.

도전은 나이와 상관없다. 80세가 넘은 나이에도 운전면허 따기에 도전해 직접 차를 몰고 다니는 노인도 있다. 도전은 긍정 호르몬인 도파민 수치를 높여준다. 젊고 행복하게 살려면 자신에 대한 투자를 아끼지 말아야 한다. 새로운 목표를 세워 도전하다 보면 행복 호르몬인 세로토닌 수치도 높아진다. 하지만 남을 의식하면서 살아가는 삶은 스트레스의 연속일 수밖에 없다. 도파민과 세로토닌 수치도 떨어진다.

우리는 자신이 행복한 삶을 추구해야 한다. 물론 남을 불편하게 하면서 나 홀로 행복하겠다고 하면 그 행복은 진짜 행복이 아니다. 나만의 행복 추구로 주위가 불행해지면 언젠가 그들 때문에 내 행복도 사라질 수 있다. 나만의 행복을 염두에 두는 '불쌍한 이기주의자'가 아니라 함께하는 행복을 추구해야 한다.

스트레스에서 벗어난 삶에서 중요한 것은 나에 대한 투자이다. 나를 개발하고 발전시키는 투자를 아끼지 말아야 한다. 10만 원짜리 뮤

지컬 티켓이 비싸다고 느낄 수도 있지만 공연을 보는 2시간 30분 동안 행복감을 느낀다면 그것은 돈으로 환산할 수 없는 가치가 있다. 영화나 소극장 공연도 좋다. 중요한 건 공연을 받아들이는 내 마음의 자세이다. 진심으로 공연을 즐기겠다는 열린 마음이 있어야 감동의 여운이 남는다.

초콜릿과 케이크를 사 먹고 싶을 때 그 돈을 '사랑하는 내 몸'이 긍정적으로 변할 수 있는 쪽으로 과감하게 투자해보자. 혼자 영화관에 들어가 영화 감상에 빠져보는 것도 좋다. 물론 팝콘이나 콜라를 사는 것은 참아야 한다. 영화를 볼 때에는 영화에만 몰입한다.

개인 블로그를 만들어보는 것도 좋다. 남에게 보이기 위해서가 아니라 내가 좋아하는 것을 스스로 즐기기 위해서다. 이 밖에도 나를 즐겁게 할 수 있는 일은 얼마든지 있다. 소소한 것이든 많은 노력이 요구되는 것이든 주저하지 말고 당장 도전해보자.

가장 효과적인 무기는 운동

운동은 현대인의 신체 활동 중에서 원시인류의 스트레스 반응과 가장 비슷하기 때문에 만성 스트레스에서 벗어날 수 있는 좋은 방법이다. 스트레스를 받을 때마다 나가서 뛰면 좋겠지만 현대인은 일에 얽매여 좀처럼 몸을 자유롭게 움직일 수 없다.

스케줄을 조정해 매일 30분 정도 시간을 내서 운동을 하면 좋다. 신체 활동을 하면 스트레스 호르몬은 줄어들지만 세로토닌, 오피오이드, 도파민 수치는 높아진다. 하지만 억지 운동은 스트레스 상황을 악화시킬 수 있으므로 스스로 하고 싶은 운동을 선택해 실천해보자.

음식에 대한 충동이 강하게 일어나면 집 앞 공원이나 학교 운동장에 가서 뛰어보자. 10분만 지나면 충동이 사라진다. 몸이 너무 피곤해서 운동하러 가기 힘들다는 핑계는 대지 마라. 사실 그런 느낌은 '가짜 피로감'일 가능성이 높다. 긴장 상태에 있는 몸이 체지방을 잃지 않으려고 몸의 활동을 막는 신호를 보내는 것이다. 혹은 우울감으로 몸과 마음이 가라앉아서 운동을 원하지 않는 것일 수도 있다.

가짜 피로감인지 아닌지 확인해보고 싶다면 과감하게 밖으로 나가 5분만 뛰어보자. 피로감이 더 심해지지 않았다면 가짜 피로감이 맞다. 뛰기 어려운 상황이면 바깥 공기를 쐬면서 산책을 즐겨도 좋다. 걷다 보면 음식에 대한 강박에서 벗어날 수 있다.

플러스 음식 vs 마이너스 음식

건강한 식습관을 만드는 것도 스트레스를 극복하는 열쇠이다. 스트레스로 신진대사와 세포 기능이 이미 손상되었다면 정상화를 위해 일부러라도 몸에 좋은 음식을 챙겨 먹어야 한다.

만성 스트레스를 줄이고 이완에 도움을 주는 플러스 음식으로는 비타민과 항산화 영양소가 풍부한 채소와 과일이 대표 주자이다. 유익한 지방이 풍부한 견과류, 아마인, 생선, 해산물도 스트레스로 인한 염증 반응을 줄여준다. 물론 다이어트를 하고 있다면 과일은 하루 한두 개 이내로 제한해야 한다.

반면 정제 가공식품, 식품첨가물이나 화학 색소 등이 들어 있는 '가짜' 음식은 스트레스를 악화시키고 코르티솔 수치를 높인다. 설탕이나 흰 밀가루 음식은 일시적으로 스트레스 호르몬을 낮추고 세로토닌 분비를 늘리지만 중독으로 이어지면 더 강한 자극을 요구한다. 결국 스트레스로 인한 손상이 더 심해지는 마이너스 음식들이다.

도움이 되는 영양제

음식으로 스트레스를 조절할 수 있다면 가장 좋지만 어렵다면 건강 보조 식품인 종합 영양제와 고용량 비타민 C를 함께 먹는 것도 도움이 된다.

스트레스 해소에 가장 도움이 되는 비타민 B는 우리 몸에서 만들어지지 않기 때문에 식품이나 보충제로 섭취해야 한다. 체내의 에너지 전환과 면역력을 높여주는 데 관여하는 영양소로 피로 회복에 도움을 주면서 스트레스 수치도 낮추어준다.

스트레스 호르몬인 코르티솔이 제대로 작동하려면 비타민 B6, B12, 엽산이 필요하다. 이 비타민들은 스트레스 호르몬인 아드레날린과 코르티솔의 과다 분비로 인한 손상을 줄여준다. 아드레날린의 과다 분비를 막고 밸런스를 유지하는 데에는 우리 몸에 활력을 주고 긴장을 풀어주는 칼슘과 마그네슘 같은 미네랄 섭취가 도움이 된다.

스트레스 호르몬의 변화를 조절하고 우울증을 막으려면 오메가-3

지방산을 먹는 것도 좋다. 염증을 완화시키고 시상하부-뇌하수체-부신의 축 기능을 좋게 해준다. 항산화제도 스트레스로 인한 '산화'를 줄이기 위해 필요하다. 비타민 E, 비타민 C, 코엔자임 Q10, 리포산 등이 여기에 해당한다. 비타민 B5와 비타민 C도 스트레스를 조절하는 데 중요하다.

  나는 스트레스에 시달리는 사람에게는 적어도 종합 영양제와 고용량 비타민 C 그리고 마그네슘은 반드시 챙겨 먹도록 처방한다.

음식 중독에서 벗어나기 ②
숙면

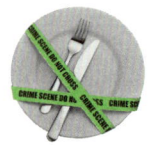

　환자들을 보면 살과의 전쟁에서 이기기 위해 온갖 다이어트를 시도해보고 거듭되는 실패로 좌절에 빠져 최후의 수단으로 병원을 찾는 경우가 많다. 문진을 해보면 대다수는 스트레스가 머리와 가슴에 꽉 차 있어 잠을 제대로 자지 못한다고 한다. 이런 사람들에게 식욕 억제제를 처방하면 숙면을 방해하기 때문에 렙틴 기능이 좋아질 수 없다. 식욕 억제제보다는 오히려 수면제를 처방해서 숙면을 취하도록 하는 게 더 효과적이다.

　하지만 수면제 복용은 그다지 권할 만한 방법이 아니므로 가급적이면 숙면을 취할 수 있는 생활 습관으로 바꾸기를 제안한다.

　먼저 숙면을 방해하는 식습관을 피한다. 저녁에 과식하거나 식사 시간이 늦은 경우, 저녁 식사 이후에 먹는 음식은 숙면을 방해한다. 특히 알코올은 쉽게 잠들 수 있어도 깊은 잠을 방해한다. 또 중간에 깨면 다시 잠들기 어렵기 때문에 반드시 피해야 한다.

다음으로 카페인이 들어 있는 음료는 오전에만 마시고 오후 2시 이후에는 마시지 않는다. 운동은 저녁 식사 이전에 하는 것이 좋고 저녁을 먹은 후에는 과격한 운동을 피한다. 저녁 식사 후에 출출함이 느껴지면 미지근한 우유를 한 잔 마시고 잠자기 전 칼슘과 마그네슘 보충제를 복용하면 진정 작용이 있어 숙면을 취하는 데 도움이 된다.

장기적인 수면 장애로 수면 부족 상태가 되면 신체적 스트레스로 이어진다. 이것이 쌓이면 불안정한 신체 상태로 인해 정신적 스트레스를 제대로 처리하지 못한다. 그리고 다시 역으로 온갖 걱정과 근심이 잠 못 이루는 요인이 된다. 잠이 오지 않는 시간, 보상을 위해 야식으로 문제를 해결하려고 한다. 악순환의 고리를 끊는 방법은 오직 숙면이다. 숙면이 음식 중독에서 벗어나는 열쇠라는 점을 명심하길 바라며 숙면을 유도하는 몇 가지 요령을 소개한다.

▶ **수면 시간은 일정하게**

체중 감량에 도움이 되는 수면 시간은 어느 정도일까? 사람마다 차이가 있지만 연구 결과에 따르면 7시간 30분이 가장 좋은 것으로 나타났다. 렘수면과 비렘수면의 수면 주기는 90분 정도인데, 5회의 수면 주기가 이상적이므로 계산해보면 7.5시간이 나온다. 아침 7시에 일어나야 한다면 전날 오후 11시에는 잠자리에 들어야 한다.

적어도 남성은 6시간 이상, 여성은 7시간 이상 자야 건강이나 체중 감량 면에서 효과적이다.

▶ **저녁 식사는 잠들기 4시간 전**

배가 고픈 상태에서 잠자리에 들면 코르티솔 수치가 올라가서 숙면을 방해하고 중간에 잠에서 깬다. 가장 좋은 방법은 잠자리에 들기 4시간 전에 저녁 식사를 하는 것이다. 11시에 잠자리에 들 예정이라면 7시에 식사를 마쳐야 한다. 물론 그 사이에 배가 고프다면 3시간으로 간격을 줄인다.

▶ **저녁 식사 때 혈당을 급격히 높이는 음식을 피할 것**

저녁 식사 때 고당분 탄수화물 음식을 먹으면 혈당이 급격히 올라가고 인슐린 과다 분비 등 호르몬 체계가 흐트러져 숙면에 방해가 된다. 따라서 당 지수가 낮은 탄수화물, 즉 단순 당이나 흰쌀밥 같은 정제 당질보다는 현미나 잡곡, 통밀 등 정제되지 않은 복합 당질을 먹는 것이 좋다.

수면 장애를 개선하는 데 효과가 있는 것으로 알려진 물질로 트립토판이 있다. 주로 우유, 치즈, 요구르트 같은 유제품에 많이 들어 있으며 저녁 식사 때 양질의 단백질 음식을 먹는 것이 좋다. 트립토판은 그 밖에 달걀, 육류, 생선, 콩, 두부, 스피룰리나 등에도 풍부하다.

트립토판이 뇌로 들어가 멜라토닌이나 세로토닌으로 바뀌려면 인슐린 자극이 필요하다. 따라서 혈당을 급격히 높이지 않는 탄수화물을 함께 섭취하면 좋다. 현미 잡곡밥 반 공기나 고구마 1개 정도를 함께 먹으면 좋은 분량이다.

▶ **운동은 저녁 식사 전에**

운동은 숙면에 도움을 준다. 연구 결과에 따르면 낮 시간에 규칙적인 운동을 하면 잠드는 시간이 더 빠르고 깊이 잘 뿐 아니라 수면 시간도 더 긴 것으로 나타났다. 수면 중 성장호르몬의 분비량도 늘어난다. 하지만 운동을 하고 난 후에는 체온이 약간 올라가기 때문에 곧바로 잠자리에 들면 숙면에 오히려 방해가 된다. 운동은 적어도 잠자기 4시간 이전에 하는 것이 좋다.

저녁 식사 전에 운동을 하면 운동 후 스트레스 호르몬인 코르티솔 수치를 떨어뜨리는 부가적인 효과를 얻는다. 따라서 남성에 비해 코르티솔 수치가 더 높고 오래 유지되는 여성에게 특히 효과적이다.

▶ **잠 들기 전에 칼슘·마그네슘 보충제 섭취**

자기 전에 칼슘 200~400mg, 마그네슘 100~200mg을 먹는다. 칼슘과 마그네슘을 함께 먹으면 신경과 근육을 진정, 이완시키는 효과가 있어서 수면을 유도하는 데 도움을 준다. 또 칼슘은 트립토판으로부터 멜라토닌 생성 과정을 도와주고, 마그네슘은 세로토닌을 만드는 데 중요한 역할을 한다.

▶ **카페인 음료는 오후 2시 이전에**

잠자리에 들기 전에 커피를 마셔도 자는 데 아무런 문제가 없다고 말하는 사람도 있지만 카페인은 각성제이기 때문에 숙면에 영향을 준다. 카페인에 둔감한 사람이라도 커피를 마시지 않고 자보면 그 차이를 느낄 수 있다. 오후에는 에너지 음료, 박카스, 녹차 등 카페인이 들어간 음료를 절대 먹지 말아야 한다.

▶ **잠자리에 들기 전 음주 금지**

술은 깊은 잠을 방해할 뿐만 아니라 토막잠을 자게 만든다. 술을 마시면 수면 시간 후반부로 갈수록 쉽게 잠에서 깨어난다. 다시 잠들기도 어렵다. 술을 마시고 금방 잠자리에 들수록 수면에 방해를 받기 쉽다. 수면무호흡증이 있으면 알코올의 중추신경 억제 효과 때문에 증상이 더 악화된다. 물론 코골이도 더 심해진다.

음식 중독에서 벗어나기 ③
세트포인트 조절

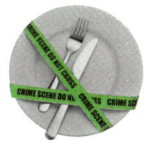

집 안의 보일러 온도는 마음대로 조절할 수 있다. 더우면 낮추고 추우면 높이면 된다. 하지만 체중의 세트포인트는 한 번 올라가면 마음대로 조절되지 않는다. 어느 날 자신도 모르게 올라가 있는 세트포인트는 좀처럼 내려오지 않는다.

체중의 세트포인트를 낮추려면 일단 평소보다 음식을 적게 먹어야 하는데, 세트포인트가 올라가 있는 상태에서는 음식을 찾는 생리적 욕구가 더 강해지므로 식욕을 참기 어렵다. 특히 쾌미 음식은 우리 의지력의 한계를 명확히 보여준다. 짧은 기간은 참을 수 있더라도, 달고 기름진 음식으로 체중을 늘려야 한다는 생리적 욕구는 계속 늘어나기 때문에 결국 통제력을 잃고 과식한다. 감정적 식욕을 억제하는 것 못지않게 생리적 식욕을 다스리는 것도 중요하다.

근본적인 해결책은 렙틴 저항성을 해결하는 것이다. 렙틴 저항성을 해결하는 첫 번째 해법은 렙틴 저항성을 일으키는 음식에서 멀어지는 것. 문제는 렙틴 저항성 유발 음식이 좀처럼 끊기 어려운 쾌미 음식이라는 점이지만, 일단 세트포인트를 낮추면 우리 몸은 여분의 지방을 밖으로 내보내려고 하기 때문에 식욕을 조절하기 쉬워진다. 쾌미 음식을 반드시 멀리해야 하는 이유이다.

알코올 중독 환자에게 "술을 끊으세요"라고 말한다고 쉽게 술을 끊을 거라고 생각하는 사람은 없다. 알코올이 주는 즐거움과 쾌감을 잊기가 쉽지 않기 때문이다.

하지만 음식 중독은 조금 예외이다. 음식을 적극적으로 찾는 반응은 마약이나 알코올에 비해서 상대적으로 약하기 때문에 어느 정도까지는 의지로 쾌미 음식을 끊을 수 있다. 그러나 다시 입에 대면 모든 것이 원점으로 되돌아간다.

피해야 하는 음식

세트포인트를 낮추기 위해 가장 먼저 피해야 하는 음식은 혈당을 급격하게 높이는 식품, 즉 설탕과 액상 과당이 많이 들어간 청량음료, 과자, 케이크, 도넛, 빵, 초콜릿 등이다. 혈당이 빠르게 올라가 인슐린을 피곤하게 만드는 상황이 지속되면 렙틴과 인슐린 호르몬의 기능이 빠르게 떨어져 더욱 식욕을 조절하기 어렵다.

다음은 흰 밀가루 음식이다. 흰쌀밥도 현미 잡곡밥에 비해 혈당을 빠르게 높이지만 맨밥만 먹는 일은 거의 없다. 나물이나 단백질 반찬과 함께 몸속으로 들어오기 때문에 식이 섬유나 단백질이 혈당이 빠르게 올라가는 것을 잡아준다. 따라서 흰쌀밥을 반찬과 함께 먹으면 밀가루 음식처럼 혈당이 빠르게 올라가지 않는다.

마지막으로 트랜스 지방이다. 트랜스 지방은 상온에서는 고체 형태이지만 사람의 체온 정도에서는 녹는 성질 때문에 입안에 들어갔을 때 사르르 녹는 지방 맛을 낸다.

동물성 지방으로 알려진 포화 지방 역시 피해야 한다. 우유는 무지방이나 저지방 우유로 하루 2컵 500cc 이내로 마시는 게 좋다. 육류는 삼겹살이나 갈비보다는 닭 살코기나 기름기를 뺀 보쌈 살코기, 소고기 안심 살코기로 선택한다.

나트륨이 많이 들어 있는 짠 음식 역시 중독성이 있다. 특히 과자나 빵은 설탕의 단맛 뒤에 나트륨의 짠맛이 숨어 있고 여기에 지방 성분까지 들어 있어 '쾌미'가 아주 높다.

결국 설탕, 액상 과당이나 트랜스 지방이 들어간 정제 가공식품은 피하고, 흰 밀가루 음식 대신 통곡류를 선택하고 가급적 싱겁게 먹는 것이 정답이다.

언제까지 이렇게 해야 할까? 내 몸의 렙틴 저항성이 심하지 않다면 4주 정도만 음식을 조절해도 효과가 있지만, 렙틴 저항성이 심하다면 장기전에 돌입해야 한다.

술을 매일 마셔 간 기능이 손상된 사람에게 술을 언제까지 끊으라고 얘기해주어야 할까? 물론 평생 술을 마시지 않으면 가장 좋겠지만 현실적으로 어렵다면 적어도 간 기능 수치가 정상으로 돌아올 때까지는 술을 끊어야 한다. 간 기능 손상이 경미하다면 2~4주 정도만 술을 끊어도 간 기능이 회복되지만 심각한 경우는 6개월 정도 술을 끊어야 할 수도 있다.

따라서 전문가와 함께 나의 몸 상태를 정확히 확인한 다음 4주 또는 8주 계획을 세워놓고 그 기간 동안만이라도 철저히 쾌미 음식을 멀리하는 것이 가장 현실적인 방법이다.

어느 날 마트를 지나다가 '목이 마르네. 시원한 음료수 한 잔 마셔야지'라는 생각이 떠오르는 순간 '아니지. 그 안에 설탕이 얼마나 많이 들어 있는데. 물이나 사서 마셔야겠다'라는 생각이 동시에 든다면? 그리고 실제로 물을 사서 마셨다면 이제 당신은 쾌미 음식에서 자유롭다고 말할 수 있다. 그다음부터는 어쩌다 쾌미 음식을 즐긴다고 해서 금방 체중이 늘거나 다시 내려갔던 세트포인트가 금방 올라가지 않는다. 음식 중독과의 결별이다.

단백질로 렙틴 저항성 개선

세트포인트를 낮추는 두 번째 해법은 양질의 단백질을 먹는 것이다. 재미있는 논문을 하나 소개한다. 호주 국립대학 펠튼 교수 팀이 볼리비아에 사는 야생 원숭이 15마리를 9개월 동안 동영상 촬영으로 추적 관찰하면서 이들이 먹은 음식을 분석했다. 그 결과 계절과 먹을 수 있는 음식의 종류에 따라 섭취 에너지량은 그때그때 달랐지만 단 한 가지 변함없는 사실이 있었다. 야생 원숭이의 '단백질 섭취량'이었다.

이 관찰을 통해 펠튼 교수 팀은 야생 원숭이들이 계절에 따라 영리하게 식단을 조절하며 몸에 필요한 단백질의 양을 유지한다는 사실을 알아냈다. 단백질이 풍부한 새순을 먹을 수 있는 계절에는 다른 음식을 많이 먹지 않았지만, 단백질 함량이 낮은 과일로 배를 채워야 할 때에는 단백질 양이 찰 때까지 많은 양을 먹어댔다.[14]

단백질 식품인 콩에는 탄수화물이 많고 육류에는 지방이 많다. 결국 단백질을 원하는 수준까지 먹으려면 상대적으로 단백질이 풍부한 음식을 찾아 먹어야 한다. 닭 가슴살이나 달걀흰자가 다이어트식이나 몸짱 식사의 대명사가 된 것은 상대적으로 단백질 함량이 많기 때문이다.

그렇다면 흰 밀가루 음식이나 삼겹살처럼 단백질 함량에 비해 상대적으로 탄수화물과 지방이 많은 음식을 먹으면 어떻게 될까? 몸에서는 필요한 단백질 양만큼 먹어야 하니 상대적으로 탄수화물과 지방을 과다 섭취하는 결과를 초래한다.

살이 찌고 있는 사람의 식사 일기를 분석해보면 단백질 섭취량은 체중을 유지하는 사람과 비슷했는데 탄수화물과 지방 섭취량이 더 많았다.

단백질 밀도가 낮은 음식을 먹으면 몸에서 필요한 단백질을 충분히 얻을 때까지 탄수화물과 지방 섭취가 늘어나서 비만해졌다는 주장에 무게가 실리는 연구 결과이다.

반대로 생각하면 단백질을 충분히 섭취하면 음식 중독을 일으킬 수 있는 탄수화물이나 지방 섭취량을 줄일 수 있다. 무조건 탄수화물을 먹지 않겠다고 결심하기보다는 단백질 음식으로 허기와 탄수화물 욕

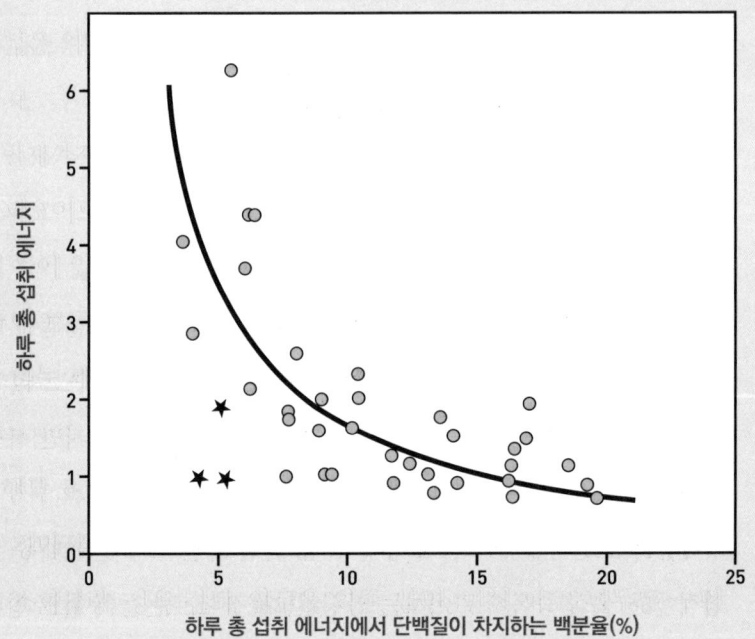

단백질 섭취량이 늘어날수록
총 섭취 에너지는 줄어드는 경향을 보인다.

구를 달래는 것이 훨씬 효율적이다. 단백질을 충분히 섭취하면 렙틴 호르몬 기능이 개선되어 세트포인트를 낮추는 데에도 도움이 된다.

그렇다면 어떤 음식을 먹으면 좋을까? 이제 닭 가슴살과 삶은 달걀 흰자는 단백질 음식의 대명사처럼 되어버렸다. 여기에 두부, 생선, 해산물, 회, 보쌈 살코기, 안심 살코기 등이 더해지면 좋다. 단백질 음식은 충분히 먹어도 상관없다.

아직 많은 사람들이 단백질에 대한 오해로 다음과 같은 질문을 많이 한다.

"단백질을 많이 먹으면 신장이 안 좋아진다던데요?"

"단백질을 많이 먹으면 칼슘이 빠져나가 골다공증에 걸린다고 하던데요?"

"단백질도 많이 먹으면 살찌지 않나요?"

물론 단백질을 지나치게 많이 먹으면 신장이나 간에 부담을 줄 수 있다. 칼슘이 빠져나가는 것도 맞다. 하지만 멋진 보디빌더가 되기 위해 엄청난 양의 단백질 보충제를 먹어가며 운동을 하는 사람이 아니라면 단백질 과잉 섭취를 걱정할 필요는 전혀 없다.

우선 단백질은 포만감이 빨리 와서 과식하기 힘들다. 과식이나 폭식을 하는 사람에게 주로 어떤 음식으로 배를 채웠는지 확인해보면 일부 고지방식도 있지만 대부분 고탄수화물식이다.

간혹 고기를 5인분 먹었다고 하는 사람들이 있다. 가능할 수도 있지만 지방을 모두 없앤 살코기를 양념하지 않고 소금에도 찍지 않고 그냥 먹는다면 5인분까지 먹을 수 있을까? 간도 하지 않은 삶은 달걀흰 자는 몇 개까지 먹을 수 있을까? 순 단백질을 많이 먹는 건 생각보다 어렵다.

나는 환자들에게 단백질을 보충제 형태로 먹으라고 처방한다. 매끼 단백질 음식을 잘 챙겨 먹는다는 게 쉽지 않으므로 때문에 하루 네 끼 식사 중 두 끼를 단백질 셰이크로 먹도록 권한다.

또한 탄수화물을 먹고 싶을 때마다 단백질 음식을 찾아 먹는다는 것도 현실적으로 어렵다. 식사 시간에는 단백질 위주로 먹되 하루 한 두 번 단백질 셰이크를 먹으면 탄수화물 섭취를 효과적으로 줄일 수 있다.

배고플 틈이 없는 하루 네 끼 식사

세트포인트를 낮추는 세 번째 해법은 생리적 배고픔을 다스리는 것이다.

세트포인트가 상향 조정되어 있는 사람은 평소와 비슷하게 식사해도 쉽게 배가 고파진다. 몸이 더 많은 지방을 자기 몸에 붙이기를 원하기 때문이다. 배고픔을 참는다는 건 렙틴이 보내는 신호를 무시한다는 의미이고 결국 몸은 렙틴이 부족하다는 신호를 더 강력하게 내보낸다.

배가 고픈데도 식사할 여건이 되지 않아 참을 때가 있다. 이런 경우 시간이 지나면 일시적으로 배고픔 신호가 둔해지거나 사라지지만 다음 끼니를 먹을 때쯤 배고픔 신호가 더 강하게 분출되면서 결국 과식이나 폭식으로 이어질 위험이 높다. 특히 음식 중독이 있는 사람이라면 강하게 올라오는 식욕 때문에 즉각적인 효과가 있는 쾌미 음식을 폭식하기 쉽다. 며칠을 잘 참았는데 하루아침에 그 노력이 무너져버린다.

공든 탑을 무너뜨리지 않으려면 배고픔 신호가 강해지기 전에 식사하는 습관을 들여야 한다. 가장 현실적인 방법은 4시간 간격으로 일정한 시간에 음식을 먹는 것이다. 배가 고프지 않아도 혈당이 떨어지는 주기인 4시간마다 음식을 먹으면 몸이 긴장할 이유가 없다. 이때 매끼 단백질이 풍부한 음식을 먹으면 포만감이 빨리 찾아와 탄수화물 섭취량도 조절할 수 있다.

가장 이상적인 식사 시간은 아침에 일어나서 1시간 이내에 아침 식사를 하고 잠자리에 들기 3~4시간 전에 저녁 식사를 하는 것이다. 점심과 오후 간식은 그 사이에 4시간 간격으로 먹는다. 개인적으로는 아침 식사와 오후 간식으로 단백질 셰이크를 추천한다. 물론 개인의 생활환경에 따라 순서를 바꿔도 되고 단백질 셰이크 대신 삶은 달걀이나 두부로 대신해도 좋다.

12시간의 공복 유지

네 번째 해법은 12시간 공복을 유지하는 것이다.

저녁을 오후 7~8시에 먹은 후 아무것도 먹지 않은 상태에서 오후

11~12시에 잠자리에 든다. 그리고 6~7시간 숙면을 취하고 다음 날 아침 7~8시에 아침 식사를 한다. 만약 이런 생활 패턴을 규칙적으로 유지할 수만 있다면 적어도 지금보다 더 살찌는 일은 일어나지 않는다.

세트포인트가 올라가는 이유 중에는 저녁 식사 이후에 야식을 해서 12시간 공복을 유지하지 못하는 것도 있다. 12시간 공복이 유지되지 않으면 세트포인트가 흔들리면서 상승할 위험이 높아진다. 어떻게든 야식은 피해야 한다.

부득이 모임이 있어 저녁 식사가 9시까지 이어졌다면 다음 날 아침 식사는 오전 9시 이후에 해야 12시간 공복을 유지할 수 있다. 물론 밤늦게 음식을 먹지 않도록 하는 것이 최선이지만 부득이 지키지 못했다면 다음 날 첫 번째 식사를 늦추면 된다.

실천 다이어트 지침

▶ **아침 식사 추천 메뉴**

최근 아침을 먹는 것이 건강에 유리한가에 대한 논란이 있지만 아직까지는 아침 식사를 거르면 비만 위험이 높아진다는 것이 정설이다. 특히 음식 중독이 있는 사람은 과식이나 폭식을 예방하기 위해서라도 아침 식사를 꼭 챙겨 먹어야 한다.

많은 연구 결과 아침 식사 식단으로 탄수화물을 줄이고 단백질 섭취량이 많을수록 체중 감량에 도움이 되는 것으로 나타났다. 아침에 탄수화물, 특히 혈당을 급격히 높이는 음식을 먹으면 반응성 저혈당 때문에 점심이 되기 전에 허기가 지고 또다시 탄수화물 음식을 찾는 악순환을 겪는다. 아침 식사에 탄수화물 섭취량이 많을수록 하루 종일 당이 당긴다는 의미이다. 반대로 단백질 음식을 든든하게 먹으면 포만감이 오래가서 탄수화물에 대한 욕구를 줄일 수 있다. 아침 식단으로 좋은 메뉴 몇 가지를 소개한다.

- **퀴노아 죽** : 퀴노아와 양배추, 단호박을 1:1:1로 넣고 끓인다.
- **유기농 수제 요구르트와 견과류** : 살아 있는 유산균과 양질의 단백질을 공급한다. 포만감도 제법 있다.
- **당분이 거의 없는 유청 단백질 셰이크** : 간편하면서 저렴하게 단백질을 섭취할 수 있는 방법이다. 단맛이 아쉽다면 바나나나 블루베리를 넣어 함께 갈아서 마신다.
- **삶은 달걀 2개와 베리류 과일** : 아침 식사에 삶은 달걀 2개씩 추가하는 것만으로도 체중 감량에 도움이 된다는 연구 결과가 있다. 달걀노른자는 하루에 2개 정도, 흰자는 마음껏 먹어도 좋다.

▶ 간식의 활용

아침과 점심 사이의 시간은 그리 길지 않지만 점심과 저녁 사이는 5~7시간 정도로 간격이 길어 중간에 허기를 느끼는 경우가 많다. 물론 아침을 7시 이전에 일찍 먹는다면 점심까지의 간격이 길어서 중간에 배가 고플 수 있다. 이때 배고픔을 참다 보면 다음 끼니에 과식이나 폭식으로 이어질 위험이 있으므로 간식을 잘 활용해야 한다.

물론 간식이라 해도 작은 식사에 해당되기 때문에 아무 음식이나 먹을 순 없다. 식이 섬유와 단백질이 풍부하게 들어 있는 음식이 가장 좋다. 적절한 당분도 포함된 견과류나 과일이 좋다. 잘 포장되어 나오는 한 줌 정도의 견과류 제품도 좋다. 견과류 제품 속에 건포도나 건자두 같은 당도가 높은 말린 과일이 들어 있다면 단 음식에 대한 욕구를 더 자극할 수 있으므로 주의해야 한다.

▶ **대체식**

청량음료를 입에 달고 살던 사람이 갑자기 생수만 먹으려면 쉽지 않다. 음료의 톡 쏘는 청량감을 원한다면 당분 없는 탄산수나 레몬수를 선택한다.

레몬 향이 들어 있는 제품도 괜찮다. 아니면 물에 레몬 즙을 짜 넣은 레몬수를 만들어 마셔도 좋다. 일반 생수가 맛이 없어 많이 마시지 않는 것보다 수분을 충분히 보충해주는 것도 음식에 대한 갈망을 줄이는 데 도움이 된다.

음식 중독과 약물 치료제

새로운 비만 치료제인 콘트라브Contrave가 2014년 9월 10일, 미국 식약처FDA의 승인을 받았다. 콘트라브는 항우울제로 시중에 나와 있는 부프로피온bupropion과 오피오이드 대항 물질인 날트렉손naltrexon이 함께 들어 있는 복합 약물이다.

2012년에 미국 FDA 승인을 받은 큐시미아Qsymia와 벨빅Belviq에 이어 콘트라브까지 가세하며 업계에서는 비만 치료제의 삼파전이 벌어질 것으로 보고 있다. 이 세 가지 약물은 모두 뇌에서 식욕을 조절해 체중 감량을 가능하게 하는 방식으로 작용한다.

음식 중독은 비만과 또 다른 차원의 증상이고 '음식 중독'을 질병으로 볼 것인가에 대한 전문가들의 의견도 분분하기 때문에 비만 치료제를 음식 중독에도 사용할 수 있을까에 대해선 매우 조심스러운 접근이 필요하다. 하지만 음식 중독의 보조 치료제로서 사용을 고려할 수 있을 것으로 보인다.

음식 중독의 중요한 작용 기전은 뇌 변연계에 위치한 보상 시스템에 있다. 보상 시스템에는 도파민과 오피오이드가 함께 작용하는데, 도파민은 특정 음식에 대한 갈구, 즉 '원함' 자극을 줄 뿐만 아니라 그 음식을 찾아 먹게 만드는 '행동'을 유발한다. 오피오이드는 기분 좋은 감정을 유발하는 '좋아함'에 관한 자극을 준다. 여기에 앞서 소개한 비만 치료제가 관여하면서 효과를 보인다. 도파민에 대해서는 부프로피온이, 오피오이드에는 날트렉손이 관여하며 비만 치료를 돕는다.

실제 날트렉손은 알코올 중독이나 오피오이드계 약물 중독 치료제로 승인받은 성분으로 동물 실험에서는 음식 섭취 행동에도 영향을 주는 것으로 밝혀졌다.

동물실험에서는 날트렉손이 보상 시스템에 영향을 주어 섭식 행동을 바꾸었다. 쾌미 음식을 먹었을 때 도파민이 증가하는 것을 막고 음식을 찾아다니거나 폭식하는 행동을 줄여주는 효과가 있었다. 임상 시험에서도 쾌미 음식의 주관적인 '입맛'에 영향을 주는 것으로 나타났다. 그러나 날트렉손을 단독으로 처방하는 것으로는 식욕과 체중을 줄여주는 효과가 크지 않았으며, 부프로피온과 함께 처방했을 때 효과가 나타났다.

저항력 키우기 ①
영양제 이용

　음식 중독에 빠지기 쉬운 사람과 그렇지 않은 사람의 차이는 현재의 건강 여부이다. 건강한 사람은 신진대사가 정상적으로 이루어지기 때문에 호르몬 분비 체계에 이상이 없다. 자신의 키에 맞는 체중을 유지할 수 있고, 몸의 균형을 깨뜨리는 쾌미 음식에 빠져들지 않는다. 그러나 건강하지 못한 사람은 호르몬 분비 체계에 이상이 있어 스스로 몸을 조절하지 못한다. 달리 말하면 잘못된 몸의 시스템을 바로잡는 저항력이 많이 떨어져 있음을 의미한다.

　음식 중독에서 벗어나려면 몸속 저항력과 면역력을 강화시켜 호르몬 분비가 정상적으로 이루어지도록 한다.

　몸속 저항력을 키우는 첫 번째 해법은 영양제를 챙겨 먹는 것이다.
　우리가 가장 많이 먹는 영양제 성분은 비타민과 미네랄이다. 그런데 비타민과 미네랄을 음식이 아니라 보충제 형태로 먹는 것에 대해서는 학자들 사이에도 이견이 있다. 개인적으로는 체중을 줄이거나 음식 중독에서 벗어나기 위해서는 영양 보충제를 반드시 챙겨 먹어야 한다고 생각한다.

비타민과 미네랄을 보충제 형태로 먹어봐야 '값비싼 소변'만 만들 뿐 전혀 도움이 되지 않는다고 주장하는 사람들의 설명은 다음과 같다. 음식이 아닌 보충제 형태로 들어온 합성 영양소는 몸에 아무런 작용도 하지 않고 그대로 소변으로 빠져나간다는 것이다. 마약 투여 여부를 조사할 때 마약 복용 의심자의 소변을 검사한다. 하지만 소변에서 마약 성분이 검출되었다고 복용한 마약이 모두 소변으로 빠져나갔다고 말할 수 있을까? 그렇지 않다는 것이 내 입장이다.

카페인 음료를 마셔도 소변에서 카페인이 검출된다. 그런데 음료에 카페인이 조금만 들어 있어도 심장이 두근거리고 잠을 설치는 사람이 있다. 만약 카페인이 몸 밖으로 모두 빠져나갔다면 심장이 두근거리는 증상이 일어날 리 없다.

우리 몸에 필요한 비타민 C의 하루 영양 권장량은 100mg이다. 하지만 나는 비만 치료 기간 중 하루 1~3g을 복용하도록 권한다. 비타민 C를 고용량으로 처방하는 이유는 단순히 결핍을 예방하기 위한 수준이 아니라 비타민이 혈액 내에 충분한 농도로 존재해 항산화작용, 체지방 연소 활성화 등 필요한 역할을 충분히 수행해야 한다고 판단하기 때문이다.

해열진통제인 아스피린은 본래 버드나무 껍질에서 추출한 살리실산이라는 물질로 만들었다. 이후 아스피린을 만드는 기술이 발달하면서 살리실산과 화학구조가 같은 합성 물질로 아스피린을 만들고 있다. 합성 물질에 담긴 살리실산 역시 우리 몸에 들어오면 해열 작용을 한다. 심지어 용량을 5분의 1로 줄여서 복용해도 혈전이 생기는 것을 막는다. 비타민과 미네랄 보충제가 자연에서 온 음식은 아니지만 충분히 음식과 같은 기능을 할 수 있다는 사실을 보여주는 예이다.

음식 중독 유발 요인 중 하나인 스트레스를 낮추려면 고용량의 종합 비타민을 꾸준히 먹으면 좋다. 비타민은 주관적인 스트레스 정도를 낮추고 스트레스에 대한 저항력을 높인다. 그러면 기분이 좋아질 뿐 아니라 인지 기능도 개선되어 전반적인 정신 건강에 도움이 된다.

종합 비타민을 한 달만 먹어도 남녀 모두에서 스트레스와 불안 증상이 줄어들고 오랜 기간 먹으면 '정신적 피로감'이 눈에 띄게 개선되는 결과를 보인다. 이것이 부족한 영양소를 보충해서 나타나는 결과일 수도 있지만 영양소 자체가 주는 효과가 분명 있기 때문이다.

도파민, 세로토닌, 노르아드레날린 등의 신경전달물질을 만드는 데 필요한 영양소로 비타민 B군과 비타민 C가 있다. 비타민 C는 뇌에서 가장 많이 발견되는 항산화 영양소로 신경조직에서 활성산소의 공격을 막아주는 중요한 역할을 한다. 비타민 C가 신경조직에서 항산화작용을 제대로 하려면 혈중 농도를 충분히 높여주어야 하기 때문에 한 번에 500~1,000mg을 먹는 것이 좋다.

인지능력을 높이는 데 도움이 되는 미네랄은 칼슘, 마그네슘, 아연이다. 칼슘은 세포 간의 신호를 전달하는 전령사 역할을 하고, 마그네슘은 약방의 감초처럼 다양한 대사 과정에서 역할을 맡고 있다. 인슐린 저항성이 있는 상태에서 칼슘이 부족하면 지방량이 늘고 지방 분해가 억제된다는 사실은 이미 동물실험 결과 확인되었다.

비타민 D가 부족해도 식욕이 늘어나고 에너지 소모량이 줄어든다. 아연은 단백질 기능을 유지하는 데 꼭 필요한 미네랄이며 특히 전두엽 기능에 중요한 역할을 한다. 오메가-3도 빠질 수 없다. 오메가-3는 중성지방을 낮추는 등 심장 건강에도 도움이 되고 우울감을 개선하는 등 뇌 건강에도 도움이 된다.

중성지방 수치가 높으면 렙틴 호르몬이 뇌의 렙틴 수용체에 신호를 제대로 전달하지 못한다. 렙틴 저항성을 일으킨다는 얘기다. 따라서 오메가-3를 충분히 섭취해 중성지방 수치를 낮춰주면 렙틴 저항성이 개선되고 체중의 세트포인트를 낮추는 데도 도움이 된다.

이러한 영양소를 모두 음식으로 섭취하기는 어렵다. 음식에는 너무 적은 양이 들어 있기 때문이다. 건강한 사람이라면 문제가 없지만 몸속 저항력을 키워야 하는 사람에게는 반드시 필요한 영양소이므로 영양제로라도 꼭 섭취하는 것이 좋다.

사람마다 식습관과 유전자가 다르기 때문에 부족한 영양소와 수치도 다르다. 따라서 자신의 몸에 맞는 영양제를 먹으려면 가장 잘 팔리는 영양제를 사는 것보다 병원을 찾아 자신의 몸 상태를 검사해보는 게 좋다. 그리고는 전문의의 소견에 따라 자신에게 맞는 영양제를 선택하자.

　종합 비타민제는 인체에 필요한 비타민과 미네랄을 종류별로 필요한 양만큼 조합한 영양제이다. 종합 비타민제 하나를 선택해서 영양소별 함량을 확인한 후, 부족한 영양소를 몇 가지 더 먹으면 좋다. 이때 가장 먼저 확인해볼 것은 비타민 B군의 함량이다. 종합 비타민제에 들어 있는 함량을 확인하고 충분하지 않다면 비타민 B군 제제를 추가로 먹는다. 비타민 C도 하루 1~3g 복용을 권장하므로 종합 비타민제와 별도로 고용량 비타민 C 제제를 먹으면 좋다.

　비타민과 미네랄처럼 신체의 모든 활동에 반드시 필요한 물질이 필수지방산이다. 필수지방산 중에는 식물성 오메가-3를 섭취하면 좋은데, 이것이 가장 풍부한 아마인亞麻仁, linseed 가루를 매일 한 찻숟가락 정도 먹으면 좋다. 이렇게 하기 힘들다면 오메가-3 보충제를 하루 1~2g 먹는다. 여기에 칼슘, 마그네슘, 비타민 D가 함께 들어 있는 보충제를 추가한다.

　몸속에 지방이 쌓이는 것을 막는 데 중요한 영양소로 코엔자임 Q10이 있다. 강력한 항산화 영양소인 코엔자임 Q10의 약 60%는 체내에서 만들어지고 나머지는 음식으로 얻어야 하는데, 보충제로 섭취할 경우 하루 50~100mg 정도 먹으면 된다.

　장 건강은 물론 유해균을 억제하고 유익균의 증식을 도와 면역력을 길러주는 프로바이오틱스를 꾸준히 먹는 것도 중요하다. 프로바이오틱스는 체내에 들어가서 건강에 좋은 효과를 주는 살아 있는 균으로 락토바실러스균, 비피더스균 등이 이에 속한다. 일반적으로 우리가 알고 있는 유산균을 프로바이오틱스로 이해하면 쉽다.

　유산균은 위산과 담즙산에 약해 많은 수가 죽기 때문에 소장과 대장까지 도달하는 숫자가 많지 않다. 유산균 제품을 고를 때에는 제품에 들어 있는 살아 있는 유산균의 숫자 잔존량도 중요하고 균종의 종류도 중요하다. 위산과 담즙산에 잘 견딜 수 있는 균종인지 혹은 특수 코팅 처리해서 장까지 살아 들어가게 만든 제품인지를 살펴보고 선택한다.

　주위에서 흔히 볼 수 있는 떠먹는 요구르트나 마시는 요구르트에도 1ml당 1,000만~1억 마리 이상의 유산균이 들어 있다고 한다. 하지만 시간이 지날수록 잔존량이 줄어드는 데다 대장까지 살아서 도달하는 숫자가 훨씬 적다. 무엇보다 맛을 내기 위해 설탕이나 액상 과당을 넣었기 때문에 단순히 유산균을 얻기 위한 목적으로 먹기에는 아쉬움이 있다.

저항력 키우기 ②
자율신경의 균형 회복

　교감신경과 부교감신경으로 나뉘는 자율신경은 우리의 의지와 상관없이 스스로 알아서 내장이나 혈관 기능을 조절한다. 날씨가 추우면 몸을 떨어 열을 내고 반대로 날씨가 더우면 땀을 흘려 몸 속의 열을 밖으로 보내 체온을 일정하게 유지하는 것도 자율신경의 작용이다.
　스트레스는 우리 몸이 외부의 자극을 받았을 때 항상성을 유지하기 위해 자동적으로 일어나는 반응으로 전적으로 자율신경의 영향을 받는다. 따라서 지속적으로 스트레스를 받고 있다면 자율신경의 균형도 깨질 수밖에 없다.
　자율신경의 균형을 깨는 또 다른 적은 수면 부족이다. 보통 밤에는 부교감신경이 교감신경보다 우위에 있어야 정상이다. 그런데 밤을 새우거나 수면 시간이 부족하면 부교감신경이 우위에 있는 시간이 없어지거나 줄어들면서 아침에 곧바로 교감신경이 활성화된다. 결국 부교감신경의 활성이 억제되면서 자율신경계의 균형이 깨지고 만다.

아침에 일어나서 식사를 하면 소화시키기 위해 부교감신경이 활성화되어야 한다. 그런데 수면 부족에 시달리면 아침에 밥을 먹어도 부교감신경이 제대로 활성화되지 않으니 당연히 속이 거북해진다.

과음도 자율신경의 균형을 깬다. 만성 탈수도 자율신경의 불균형을 악화시키므로 일부러라도 물을 많이 마셔야 한다. 술을 마실 때에는 술 한 모금에 물 한 잔이라는 생각으로 물을 많이 마시는 것이 좋다. 물론 과음에 수면 부족은 최악의 시나리오이다. 자율신경의 균형을 찾기 위해 의식적으로라도 아래 방법들을 시도해보자.

▶ **복식호흡**

깊고 느리게 호흡하면 부교감신경을 자극한다. 복식호흡은 어깨가 올라가는 게 아니라 아랫배가 나오도록 숨을 들이마셔야 한다. 숨을 들이마실 때에는 코로 천천히 들이켠다. 그다음 입을 붕어 모양으로 살짝 벌리고 천천히 숨을 내쉰다. 숨을 들이쉴 때보다 2배 정도 더 길게 숨을 내쉬는 게 좋다.

▶ **느리게 걷고 천천히 먹기**

빨리 먹는 습관은 자율신경을 흐트러뜨린다. 쫓기듯 빨리 걷는 것도 스트레스를 가중시키며 자율신경을 어지럽힌다. 느리게 걷고 천천히 먹는 습관이 중요하다. 특히 저녁 식사를 한 후 가벼운 산책은 부교감신경을 활성화하는 데 큰 도움이 된다.

▶ **마음의 여유**

언제나 약속 시간보다 30분 일찍 도착하겠다는 생각으로 일찍 나서 보자. 약속 장소에 일찍 도착하면 주변을 돌면서 여유 있게 경관이나 사람들을 구경하고, 미리 차 한 잔의 여유를 즐길 수 있다. 이런 마음의 여유가 부교감신경을 활성화시켜 자율신경의 균형을 맞추는 데 도움이 된다.

▶ **충분한 수면**

충분히 자고 자명종 소리가 아닌 햇빛을 받고 자연스럽게 일어나는 것이 좋다. 이때 자율신경이 가장 균형을 이루면서 편안해진다. 그런데 숙면을 취하지 못하고 중간에 자주 깨거나 수면 시간이 6시간 미만이면 낮에 깨어 있는 동안 부교감신경의 활성화가 잘 이루어지지 않는다.

▶ **자주 웃기**

웃으면 부교감신경이 활성화된다. 거울을 보면서 웃는 연습을 해보자. 나는 텔레비전을 잘 보지 않지만 유일하게 보는 프로그램이 '개그콘서트'이다. 아무 생각 없이 편안하게 웃으면서 즐기는 것만으로도 부교감신경이 활성화된다.

▶ **프로바이오틱스 유산균 복용**

장내에서 유해균의 독소로 장 상피세포의 치밀 결합이 균열되고 독소가 혈액에 들어오면 면역 저하, 만성 염증 등에 의해 장내 신경세포나 면역 기능에 손상이 생기는 것은 물론 자율신경 기능도 떨어진다. 유산균을 포함한 프로바이오틱스를 복용하면 장내에 유익균이 우세한 환경으로 바뀌어 식이 조절이나 운동 효과도 커지고 면역 기능도 회복되어 자율신경의 균형을 잡기 쉬워진다.

저항력 키우기 ③
보상 시스템의 조절

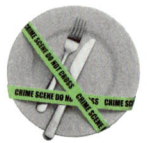

우리 뇌의 보상 시스템이 제대로 작동하지 못하면 음식 중독에 쉽게 빠져든다. 그 가운데 우리의 생각을 적절히 통제하는 대뇌의 전전두엽이 건강하지 못하면 도파민과 세로토닌 분비에 영향을 끼친다. 전전두엽이 건강하고 도파민과 세로토닌 분비가 정상적이면 단 음식을 거부할 능력이 생긴다. 그러면 음식을 통해 보상을 얻으려는 욕구를 조절할 수 있다.

건강한 전전두엽 만들기

자기 통제력이 약화되어 있는 상태에서는 본능적인 욕구를 이겨낼 수 없다. 생활 습관으로 통제력을 관장하는 전전두엽 피질을 강화시키면 본능적 욕구를 의지로 통제하는 데 도움이 된다.

▶ **충분한 수면**

자기 통제력을 강화하는 전전두엽 기능을 활성화하는 가장 좋은 방법은 하루 7시간 정도의 충분한 잠을 자는 것이다. 잠이 부족하면 전전두엽 기능이 떨어진다.

또 뇌로 가는 혈액량을 늘려야 하는데, 잠을 자고 있는 동안에는 깨어 있는 시간보다 혈액량을 확보하기 쉽다. 우리 뇌는 잠을 자는 동안 데이터를 정리하고 보완하도록 프로그래밍 되어 있다. 전전두엽 기능을 활성화하기 위해 충분한 수면 시간 확보가 필요한 이유이다.

▶ **혈당의 오르내림 폭 줄이기**

끼니를 거르거나 탄수화물 섭취를 의도적으로 많이 줄여서 혈당이 떨어지면 배고픔뿐 아니라 불안, 짜증, 안절부절못함, 우울감 등이 함께 나타나면서 손대지 말아야 할 음식에 손이 가는 충동성도 높아진다. 술을 많이 마셔도 혈당이 떨어져 탄수화물 섭취 욕구를 자극한다.

반대로 과자, 케이크, 초콜릿, 청량음료 등을 먹으면 혈당이 빠르게 올라갔다가 30분에서 1시간 정도 지나면 갑자기 혈당이 뚝 떨어지는 반응성 저혈당이 나타날 수 있다. 분명 음식을 먹은 지 얼마 되지 않았는데 기운이 쭉 빠지고 다시 배가 고파 무언가를 먹어야 한다.

끼니를 거르지 않고 밥과 단백질 반찬을 골고루 먹는다는 전제 아래 오전 간식으로 과일 1개, 점심 저녁 사이 간식으로 견과류 한 줌 정도를 먹는다. 저녁 식사는 취침 3~4시간 전에 한다. 저녁 식사를 너무 일찍 하면 잠자리에 들기 전 허기가 생기면서 탄수화물 욕구를 피하기 힘들어진다.

▶ 뇌 혈액량을 늘리는 규칙적인 운동

운동은 혈액순환 개선에 도움이 되고 뇌로 가는 혈액량을 늘린다. 하루 20분 고강도 인터벌 운동을 주 4~5회 시행하면 좋다. 고강도 운동은 우리 몸이 익숙한 스트레스 반응과 가장 비슷하다. 어떤 종류의 운동이든 규칙적으로 하는 것이 중요하다. 일본에서 시행한 한 연구에 따르면 실험자들에게 하루 10분씩 매일 탁구를 하게 했더니 전전두엽 기능이 좋아졌다는 결과가 있었다.

▶ 일주일에 5가지, 나에게 주는 미션

자신이 지켜야 할 미션은 구체적이어야 한다. 예를 들면 '커피를 한 잔도 마시지 않겠다', '물을 매일 8컵 이상 마시겠다', '매일 계단 20층 오르기를 실천하겠다', '오후에 견과류 한 줌을 꼭 챙겨 먹겠다', '집에 들어가는 길에 편의점에 들르지 않겠다' 등 구체적이고 간단한 것이면 좋다.

미션을 메모해놓고 늘 지니고 다니면서 스스로에게 다짐하고 가급적 지키려고 노력한다. 단기간의 계획은 의지력을 조금씩 키우는 데 도움이 된다. 성공하면 다음 1주 미션을 새롭게 작성한다.

도파민 분비의 정상화

도파민 분비가 적으면 우울감이 찾아와 의지력이 약해진다. 도파민 분비를 정상화시키려면 무엇보다 생각의 전환이 중요하다. 지금 내가 있는 현실을 새롭게 해석하면서 우울감을 떨쳐버리려고 노력해야 한다. 다음은 도파민 분비를 늘리는 생각과 행동이다.

▶ **대화와 교류**

사랑하는 사람들과 자주 이야기를 나누고 교류하려는 노력을 적극 실천한다. 이들이 내게 진정으로 도움을 줄 사람들이다.

▶ **선택과 집중**

경영에서 많이 강조하는 '선택과 집중'을 스스로에게 적용해본다. 내가 잘할 수 있는 것을 선택해 집중한다. 남들보다 잘할 수 있다는 자신감이 도파민 수치를 높인다.

▶ **실수의 인정**

실수를 받아들이고 한 단계 도약할 수 있는 보약이라고 생각한다. 내가 성공하기 위해선 실수를 통해 교훈을 얻어야 한다. 값비싼 수업료를 치렀지만 결국 성공의 열매를 얻게 될 거라고 생각한다.

▶ **행복한 일 찾기**

나를 행복하게 해줄 일을 찾아본다. 주말마다 영화나 공연을 관람

하는 것도 좋고, 사진 동호회나 자전거 동호회처럼 활동적인 모임에 참여해 사람들과 어울리는 것도 좋다.

▶ **늘 도전하기**

새롭게 도전할 수 있는 일에 시간을 투자해본다. 외국어나 춤을 배우는 것도 좋고 몸짱에 도전해 식스팩을 만들어보겠다는 결심도 좋다. 그 밖에 도움이 되는 방법을 몇 가지 소개한다.

- 잠을 평소보다 1시간 더 잔다. 하루 7~8시간 숙면을 취하면 가장 좋다.
- 하루 세 번, 10~20분 정도 산책을 한다.
- 견과류, 올리브유 등 유익한 지방을 섭취한다.
- 고강도 인터벌 운동을 한다.
- 강렬한 자극을 찾는 행동을 자제한다.
- 도박, 쇼핑, 과음 등 중독으로 이어질 수 있는 행동을 피한다. 도파민을 고갈시켜 충동을 조절하지 못하게 만들기 때문이다.

세로토닌 분비의 정상화

세로토닌 수치가 낮으면 도파민과 마찬가지로 우울감이 찾아와 자기 통제력이 약해진다. 이때 세로토닌 수치를 높일 수 있는 대표 음식이 통곡류이다. 현미 잡곡밥을 강조하는 이유가 여기에도 있다. 콩류

식품도 여기에 속한다. 당분을 넣지 않은 플레인 요구르트, 블루베리, 크랜베리, 라즈베리 같은 베리류 과일이 도움이 된다.

세로토닌 부족을 예방하는 식생활은 다음과 같다.

- 절대 끼니를 거르지 않고 하루 3~4끼를 먹는다.
- 적어도 하루 두 끼를 반드시 통곡류 위주의 탄수화물로 먹는다.
- 세로토닌은 트립토판이라는 아미노산에서 만들어진다. 육류 살코기, 달걀, 저지방 우유 등 트립토판이 들어 있는 단백질을 많이 먹는다.
- 에어로빅이나 스포츠 댄스처럼 여럿이 함께 하는 운동 프로그램에 참여한다.

저항력 키우기 ④
습관에서의 탈출

'단서 자극-충동-보상-습관.'

이것이 바로 음식 중독으로 가는 단계이다. 이 중 어떤 단계에서든 한 군데라도 의지를 갖고 연결 고리를 끊으면 음식 중독에서 벗어날 수 있다.

먼저 단서 자극. 오늘도 마트를 지나다가 아이스크림을 보았지만 어제처럼 먹고 싶지 않았거나 아이스크림에 들어 있는 설탕의 유해성을 떠올리면서 그냥 지나쳤다면 일단 성공이다. 이것을 놓치면 '단서 자극-반응-더 큰 자극'이 연쇄반응처럼 일어나면서 스스로의 행동을 제어할 수 없게 된다.

단서를 보면서 예전의 반응을 잊는다는 것은 결코 쉽지 않다. 과거의 기억, 학습 효과, 그로 인한 습관이 몸에 깊숙이 남아 있기 때문이다. 담배를 끊은 지 몇 십 년이 지나도 누군가 담배를 피우는 모습을 보면 담배를 피우고 싶다는 충동을 느끼는 것과 같다. 보상에 대한 과거의 기억은 우리 뇌에 강렬하게 남아 있다.

다음으로 충동과 습관이다. 자극에 대한 적극적인 반응이 충동이다. 반응이 바뀌면 충동이 일어나지 않는다. 충동이 일어나지 않으니 기존의 습관도 뒤따르지 않는다. 예를 들어 설명해보자.

퇴근길에 집 근처 편의점에서 습관적으로 아이스크림을 샀다면 '편의점에 들어가지 말고 곧바로 집으로 가야지' 하고 스스로를 설득해야 한다. 아니면 편의점에 들어가서 아이스크림 대신 무지방 우유를 산다. 새로운 행동이 습관이 될 때까지 의식적으로 반복해야 한다.

여기에는 동기부여라는 강력한 지지가 필요하다. 옛날 습관을 버리고 새로운 습관을 받아들일 만한 충분한 동기가 있어야만 음식 중독의 고리를 끊을 수 있다. 연예인이 화보를 찍거나 영화나 드라마에 출연하기 위해 살을 빼는 것은 많은 관심을 받아야 한다는 확실한 동기부여가 있기 때문이다. 텔레비전에 일반인이 나와서 깜짝 놀랄 만큼의 체중 감량을 이뤄내는 것도 동기부여 때문이다. 남자 친구한테 "요즘 뱃살이 많이 나왔네"라는 말을 듣고 곧바로 운동을 시작했다면 그것도 일종의 동기부여이다.

물론 쉽지 않다. 처음엔 잘하다가도 어느 순간 보상에 대한 유혹을 이겨내지 못하고 실패한다. 하지만 이것은 의지력이 약해서가 아니라 보상 시스템과 이 때문에 깊게 각인된 습관의 벽이 생각보다 단단한 탓이다.

습관의 고리를 끊으려면 일단 충동을 일으키는 단서 자극을 찾고 조건반사 반응을 일으키는 요인을 하나하나 찾아내야 한다. 회사에서 점심 식사를 한 후 직원들과 함께 습관적으로 자판기 설탕 커피를 마셨다면 점심 식사 후 직원들과의 잡담 시간이 단서 자극이 된다. 집에서 텔레비전을 켜면서 습관적으로 주방의 냉장고로 가서 음식을 꺼내 왔다면 텔레비전을 보는 것이 단서 자극이 된다.

단서 자극을 찾았다면 그 자극에서 멀어지는 방법을 찾아 실천한다. 텔레비전을 보면서 습관적으로 음식을 먹었다면 아예 텔레비전을 보지 말고 밖에 나가 산책하든지 헬스클럽에 가서 러닝머신에 붙어 있는 텔레비전을 본다. 집에 가는 길에 늘 아이스크림을 샀던 편의점이 있다면 다른 길로 돌아서 집에 들어가는 것도 방법이다.

단서 자극과 그에 따른 충동이 생겼을 때에는 스스로 생각을 바꾸는 인지적 통제가 요구된다. 케이크 한 조각이 눈앞에 있어 먹고 싶은 충동이 생겼다고 하자. 먼저 예전에 케이크를 먹었을 때의 즐거움이 머릿속에 떠오를 것이다. 이때 케이크를 먹으면 몸 조절 기능이 깨져 뱃살은 절대 뺄 수 없고 당뇨병에 걸릴 위험도 늘어날 거라는 인지적 사고도 함께 떠올려야 한다.

인지적 사고에 의한 통제력은 동기부여, 주위 사람의 도움 정도에 따라 크기가 달라진다. 만약 체중을 줄이겠다고 결심했다면 단순히 살을 뺀다는 동기보다 더욱 건강해지겠다는 동기를 부여하는 것이 효과적이다. 혼자 계획을 세우지 말고 매주 전문의를 찾아 상태를 점검하고 상담을 받는다면 인지적 통제력은 확실히 강해진다.

마지막으로 습관을 바꾸려면 어떻게 해야 할까? 습관을 하루아침에 바꿔주는 알약이 있다면 편하겠지만, 그런 명약은 아직 세상에 없다. 자극과 반응 작용으로 이미 뇌에 인코딩되어 있는 습관을 바꾸는 유일한 방법은 의식적인 반복 행동뿐이다.

여기에는 대단한 용기와 인내심이 필요하다. 예를 들어 강박적, 충동적, 감정적으로 음식을 먹었던 습관이 하루 이틀 만에 바뀌기를 바라는 것은 번개 맞을 확률만큼이나 불가능하다. 하지만 의식적으로 쾌미 음식을 피하려는 행동을 반복해나가면 이 부분에 관여하는 신경 회로는 차츰 강해진다. 그리고 새로운 습관을 반복해나가면 예전 습관에 관여하던 신경 회로는 약해지다가 소멸한다.

나는 습관적으로 오른쪽 다리에 체중을 싣고 삐딱하게 서 있는 편이다. 그런데 어느 날 운동 트레이너가 내 골반이 오른쪽으로 살짝 뒤틀려 있다고 지적했다. 의자에 다리를 꼬고 앉는 자세를 피하고, 서 있을 때에는 의식적으로 양쪽 다리에 균등하게 힘을 주든지 아니면 차라리 왼쪽 다리에 체중을 실으라고 알려주었다. 처음에는 의식적으로 서 있을 때마다 신경 썼는데 익숙하지 않다 보니 불편했다. 며칠 지나 잊어버리고 있다가 아차 싶어서 내 모습을 자세히 보니 역시 오른쪽 다리에 체중을 싣고 서 있는 게 아닌가. 익숙한 습관을 바꾸기 위해선 의식적 노력과 불편함이 따를 수밖에 없다. 하지만 끈기를 가지고 꾸준히 지속하다 보면 새로운 습관이 인코딩되면서 불편함은 익숙함으로 바뀐다.

나를 변화시키기 ①
가짜 배고픔에 속지 마라

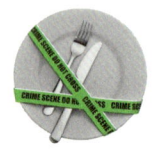

　음식 중독에서 벗어나려면 자신을 속이는 잘못된 생각을 바로잡고 새로운 생각을 이끌어내야 한다. 새로운 생각이 옳다는 확신을 가지고 새롭게 행동해야 한다. 새로운 행동이 언젠가 새로운 습관으로 자리 잡으면 음식 중독 탈출은 한결 쉬워진다.
　음식 중독과 관련해 가장 먼저 바꾸어야 할 잘못된 생각은 진짜 배고픔과 가짜 배고픔을 구분하는 문제이다. 가짜 배고픔을 진짜 배고픔으로 착각해 시도 때도 없이 먹는 것이 음식 중독의 주요 원인이다.
　진짜 배고픔은 어떻게 알 수 있을까? 머리가 아니라 우리 몸에서 에너지를 요구한다면 그때가 진짜 배고픔이다. 이를테면 저녁 7시에 식사를 하고 다음 날 7시에 일어나 배고픔을 느낀다면 몸은 정상이고 그것이 진짜 배고픔이다.
　우리 몸은 식사 후 12시간이 지나면 위장에는 음식물이 거의 없고, 혈당은 뇌에 포도당을 지속적으로 공급하기 위해 간에 비축해둔 글리코겐을 분해해 혈액으로 내보내기 때문에 일정한 수준을 유지한다. 물론 간에 비축된 글리코겐은 24시간이 지나면 고갈되기 때문에 비축된 글리코겐이 떨어질 기미를 보이면 배고픔 신호를 뇌에 보낸다. 지방이 에너지원으로 사용되면서 지방조직의 양이 줄어드는 것도 렙틴 호르몬 분비에 영향을 주어 식욕을 당기게 한다.

진짜 배고픔을 알리는 우리 몸의 생리적 신호로는 배에서 나는 꼬르륵 소리, 가벼운 현기증과 두통, 미약한 속 쓰림 등이 있다. '시장이 반찬'이라는 표현은 배가 고플 때 먹는 음식은 무엇이든 맛있다는 의미이다. 영어 속담에도 'Hunger is the best sauce'라는 표현이 있는 것을 보면 동서양을 막론하고 배고픔이라는 생리적 신호에 대한 반응은 차이가 없음을 알 수 있다.

그런데 똑같이 12시간을 공복 상태로 지냈는데도 배고픔을 느끼지 못한다면 '생체 배고픔 신호 체계'에 이상이 생겼을 가능성이 높다. 배고픔 신호에 둔감해지면 포만감 신호에도 둔감해지고 갑작스레 배가 몹시 고파지는 현상이 생겨 생리적 배고픔을 충족시키는 것 이상으로 많은 양을 먹게 된다.

진짜 배고픔 신호를 잘 모르겠다면 일부러 하루를 굶어보는 것도 좋다. 아침을 거르면 평소 점심 식사 하는 시간보다 이른 시간에 허기가 느껴진다. 점심까지 건너뛰면 속이 쓰리거나 어지럽고 기운 없는 증상이 나타나기도 한다. 저녁 식사를 하기 전 상태, 다시 말해 정말 배고픔이 강하게 올라오는 때를 0으로, 포만감이 넘쳐 더 이상 아무것도 먹을 수 없는 상태를 10으로 정해놓고 평소 식사하기 전 배고픔의 정도가 0인지 1~3 정도인지 가늠해본다. 아울러 음식을 먹고 난 후 포만감이 10인지 7~8 수준인지 스스로 점수를 매기는 것도 좋은 방법이다.

7시 무렵 저녁 식사를 하고 아침에 일어났는데도 배가 많이 고프지 않다면 아침 식사 시간을 늦춰본다. 학교에 가거나 직장 생활을 해야 한다면 일부러 아침을 굶어본다. 점심시간 즈음에 배고픔이 느껴지면 점심 식사를 한다. 이때 탄수화물 섭취량이 지나치게 많아서는 안 된다. 밥은 반 공기 이내로 먹고 달걀, 두부, 생선 등 단백질이 풍부한 반찬으로 배를 채워야 한다.

진짜 배고픔을 되찾으려면 12시간 공복을 지속적으로 지켜나가야 한다. 그러면 배고픔 신호 체계가 천천히 회복되면서 아침에 일어났을 때 공복감을 느끼게 된다.

가짜 배고픔은 에너지가 필요한 진짜 배고픔과 달리 감정 욕구에 의해 나타나며 음식을 먹는다고 해결되지 않는다. 가짜 배고픔은 뜬금없이 갑자기 특정 음식이 먹고 싶어지면서 신호를 보내온다. 욕구가 아주 강렬하면 생각나는 음식을 먹어야만 한다. 돈을 주고 편의점에서 사 오든지 자동차를 몰아서라도 식당을 찾아간다. 왠지 허전하고 공허한 느낌이 들 때 음식을 먹으면 기분이 좋아질 거란 생각에 냉장고 문을 열고 음식을 꾸역꾸역 뱃속에 집어넣는 것도 가짜 배고픔 신호 때문이다.

가짜 배고픔은 주로 오후 시간이나 저녁 식사 이후에 잘 나타난다.

식사한 지 3시간 이내에 허기가 진다면 가짜 배고픔일 가능성이 높다. 그렇지 않다면 이전 식사가 부실했다는 의미이다. 배고픔 신호가 왔을 때 진짜 배고픔인지 가짜 배고픔인지 알려면 물을 한 잔 마시고 가볍게 걸으면서 배고픔 신호에 주목해보자. 배고픈 느낌이 사라졌다면 분면 생리적 배고픔은 아니다.

점심 먹은 지 두 시간이 안 된 상태에서 직장 동료가 티라미슈 케이크를 사 가지고 왔다. 케이크를 보는 순간 먹고 싶은 충동이 강하게 일어난다면 이것은 심리적 배고픔이다. 내 몸이 에너지가 필요해서 보내는 신호가 아니라 시각적 자극이 뇌의 보상 시스템을 자극해 먹고 싶은 충동을 느끼게 한 가짜 배고픔이다.

피부가 가려우면 긁어야 한다. 그러면 가려운 증상이 없어지고 긁는 행위도 중단된다. 그런데 스트레스 때문에 건조하고 예민해진 피부를 괜히 긁었다가는 순간 시원한 느낌이 들더라도 곧바로 더 가려워진다. 계속 박박 긁다 보면 상처가 생기고 이차적으로 염증이라도 생기면 몇 주 동안 고생하는 것은 물론 흉터가 남기도 한다.

가짜 배고픔을 느꼈을 때 음식을 먹으면 피부를 긁었을 때처럼 여러 부작용이 나타난다. 따라서 가짜 배고픔을 음식으로 다스리면 안 된다. 특히 음식 중독 유발 요인인 단 음식은 반드시 피해야 한다. 가짜 배고픔 신호가 오면 물을 마시거나 가볍게 산책을 해보자. 지피지기知彼知己면 백전백승百戰百勝이라고 했다. 배고픔 신호가 올 때 진짜 배고픔인지 가짜 배고픔인지 명확히 구분하는 것만으로도 커다란 한 걸음이다.

가짜 배고픔은 대부분 심리적 허기 때문에 생기는데, 문제는 배를 채워 포만감을 느껴도 심리적 허기는 채워지지 않는다는 점이다. 적당한 선에서 만족감을 느끼지 못하기 때문이다.

　포만감은 배가 부르면 느끼는 감정이고, 만족감은 음식을 먹을 때 기분이 좋아지면서 생기는 감정이다. 중국집에서 코스 요리를 시켜 먹은 뒤 포만감은 느꼈지만 음식의 질이 떨어졌다면 만족감은 느끼지 못할 수도 있다. 반대로 고급 맛집을 찾아가 나에게 딱 맞는 양의 요리를 먹었다면 포만감은 없지만 만족감을 느낄 수도 있다.
　배가 고파서 음식을 먹을 때는 포만감보다 만족감을 높여야 한다. 포만감이 10이 될 때까지 먹지 말고 6~7 정도에서 손을 떼는 습관을 만들자. 포만감이 10이 될 때까지 먹으면 만족감마저 잃을 가능성이 높기 때문이다. 남은 음식을 보면서 '아, 나도 음식을 통제할 수 있구나'라는 만족감도 함께 느낄 수 있으면 좋다. 가장 좋은 것은 가짜 배고픔을 구분해내는 사고의 힘을 키우고 가짜 배고픔에 속지 않는 것이다.

나를 변화시키기 ②
음식 앞에서 해야 할 생각

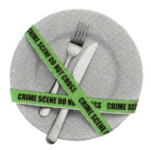

　음식 중독에 빠지는 핵심 기전은 음식 조절 능력의 상실이다. 배고 픔 신호를 느끼면 적당히 먹고 손을 떼야 하는데 그 시점을 제대로 인식하지 못하기 때문에 과식이나 폭식으로 이어진다. '내가 음식을 먹는 것인지 음식이 나를 먹는 것인지' 구분하지 못하고 음식에 의해 생각이 조절 당하는 게 음식 중독의 본질이다.

　음식 중독에 빠져 있는 사람의 특징 가운데 하나는 외로움, 허전함, 박탈감, 우울감을 여느 사람들보다 많이 느낀다는 점이다. 이처럼 충족되지 않은 감정을 채우고자 음식을 지나치게 많이 먹는데, 이런 감정은 음식을 아무리 먹어도 충족되지 않는다.

　흔히 술에 잔뜩 취한 사람을 보고 "술이 사람을 마셨군"이라고 말한다. 실제로 알코올 중독자를 보면 어느 순간까지는 술을 마시는 것을 인지하다가 그 뒤로는 술을 마시는 행위를 잊은 채 마신다.

　다행히 음식 중독은 알코올 중독과는 달라서 아무리 음식을 많이 먹어도 음식 먹는 행위를 잊을 만큼 판단이 흐려지지 않는다. 지금 음식 중독으로 고통 받고 있다면 음식을 대할 때 다음과 같은 생각을 하기 위해 노력하고 그것이 습관이 되도록 해야 한다.

- 그래, 저 음식을 먹으면 즐거움이 배가 될 거야. 아니지. 저걸 먹고 나면 소화가 안 돼 속이 더부룩할 거야. 살도 찔 거고. 정신적 고통이 더 클 것 같은데. 먹지 말아야지.

- 지금 배가 고픈데 이게 생리적 배고픔일까, 아님 가짜 배고픔인 심리적 배고픔일까?

- 내가 지금 이 순간 진정 원하는 것이 진짜 저 음식일까?

- 어머, 처음 보는 음식이네. 점심을 늦게 먹어 배는 덜 고프지만 언제 이런 거 먹어보겠어. 일단 배 터지게 먹고 보자. 아니지. 그럼 안 되는데. 언젠가 <u>또</u> 먹을 기회가 오겠지. <u>조금만</u> 먹자.

- 그래, 이 음식은 나를 완전히 채워줄 수 없어. 그리고 먹고 싶은 음식을 입에 넣었으니 아쉽지만 만족하고 이쯤에서 그만 먹자.

- 먹고 싶은 음식을 먹었으니 얼른 이 자리를 떠나 산책을 가야겠어. 오늘 내가 너무 잘한 것 같아. 나를 칭찬해주어야겠어.

이 밖에도 음식 중독에서 벗어나겠다는 각오가 있으면 객관적으로 생각을 할 수 있어야 한다. 생각하기 힘들어도 자꾸 생각하는 연습을 해야 행동을 바꿀 수 있다.

책을 보거나 영화, 뮤지컬을 보면 공연 내내 몰입할 수 있고, 즐거움이나 슬픔을 느끼면서 감정이 정화된다. 하지만 음식을 먹는 행동은 오랫동안 몰입할 수 없고, 기분 좋은 감정은 오래가기 어렵다. 오히려 2시간 내내 배가 터지도록 먹기도 어렵고, 음식을 먹고 나서 포만감과 만족감 대신 온갖 자책과 후회가 밀려올 수도 있다.

영화는 두 번 이상 보기 힘들다. 결말을 알고 있기 때문이다. 하지만 음식을 먹는 행동은 매일 이루어진다. 다시 배가 고파지기 때문이다. 게다가 거의 같은 음식을 반복적으로 먹으면서도 내일의 음식을 고대한다. 오늘보다 더 나은 음식을 맛볼 수 있다는 기대감 때문이다.

좋아하는 음식을 장기간 계속 먹을 수 없다는 것이 우리 몸의 단점이라면 다음에 또 먹을 수 있다는 건 장점이다. 그러니 음식의 양에 집착하지 말고 음식의 맛을 느끼는 쪽으로 욕구의 방향을 바꾸어보자. 자주 많이 먹는 것으로 만족감과 즐거움을 느끼려고 해서는 안 된다. 충족되지 않은 감정이 음식으로 채워지지 않아 아쉽더라도 늘 다음을 기약하며 자리에서 일어날 줄 알아야 한다.

똑같은 영화를 두 번 보면 재미가 반감되지만 똑같은 음식은 자주 먹어도 항상 맛과 즐거움을 안겨주지 않던가! 매번 폭풍처럼 음식을 흡입하지 말고 현명하게 다음을 기약하자. 우리는 다시 배가 고파진다.

나를 변화시키기 ③
나를 사랑하고 용서하라

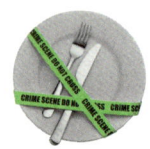

 마지막으로 가장 중요한 이야기이다. 음식 중독에서 벗어나려면 나를 사랑해야 한다. 거울에 비치는 내 모습을 있는 그대로 받아들이고 존중하자. 음식 중독이 되기까지 스스로를 통제하지 못하고 과식과 폭식을 일삼았던 자신을 용서하고 감정적 과식을 하게 된 동기, 상황, 외로움, 자존감 결여 등을 솔직하게 인정한다. 나를 부정하고 미워할수록 음식 중독의 늪에서 벗어나는 길은 멀어지기만 한다.
 우리는 변한다. 환경이 나를 변화시키고, 축적되는 경험이 나를 변화시킨다. 그리고 변화 과정에서 우리는 끊임없이 남의 눈을 의식한다.
 '내 모습이나 말 그리고 행동을 다른 사람들은 어떻게 이해하고 받아들일까?'
 남들이 나를 칭찬할 거라고 생각하면 덜 피곤하지만, 마뜩지 않은 눈빛을 보낸다고 생각하면 삶은 피곤해지고 계속해서 스트레스가 쌓인다.

어느 날 갑자기 뚱뚱한 내 몸에 놀랐다. 그리고 남에게 날씬한 모습을 보이고 싶어 무리한 다이어트를 했다가 실패하고 말았다.

'그래, 난 원래 이런 사람이야. 내가 무얼 할 수 있겠어.'

이렇게 의지력이 약하다고 자학한다. 그 누구도 다이어트 실패를 탓하지 않지만 스스로가 자신을 비난한다. 다시 스트레스는 쌓이고 음식 중독에서 탈출하기는 혹성 탈출만큼이나 어렵고 힘든 여정이 된다. 자신을 부정하고 자긍심을 깎아내리면서까지 가혹하게 스스로 스트레스를 주고 있기 때문이다.

남의 눈을 지나치게 의식하는 사람, 남들은 나를 존중하지 않는다고 생각하는 사람은 그렇지 않은 사람보다 쉽게 상처를 받는다. 그러고는 자신이 받은 상처를 앙갚음이라도 하듯 남에게도 스트레스를 주려고 한다. 하지만 남들은 나의 일거수일투족을 꼼꼼히 관찰하지 않는다. 나 혼자만 그렇게 생각할 뿐이다.

사람들이 나를 존중하지 않더라도 내가 나를 존중하고 사랑한다면 남들에게도 배려와 친절을 베풀 수 있다. 그리고 그 보상으로 사람들이 나를 배려하고 친절하게 대해주면 자연스럽게 나도 존중받는다는 생각을 할 수 있다. 설사 사람들이 그런 나를 존중하지 않더라도 상관없다. 내가 나를 존중하고 사랑하는데 무엇이 문제가 되겠는가.

혹시 그동안 내가 존중받지 못한다는 부정적이고 비합리적인 생각 때문에 체중이나 음식에 집착한 것은 아니었을까? 이제부터 과거의 나를 용서하고 다시 나를 사랑하고 존중한다면 긍정적인 생각이 움틀

것이다. 자연히 스트레스가 줄어들면서 호르몬 분비 체계도 정상을 되찾아 결국에는 음식 중독과 이별하게 된다.

 알고 보면 남들은 내게 그다지 관심이 없다. 스트레스는 남들이 주는 것이 아니라 내가 받는 것이다. 이제 남들이 주지도 않는 스트레스는 날려버리자. 스스로의 감정을 잘 관리하고 내 몸을 더욱 사랑하고 아끼고 존중한다는 마음을 가지면 된다. 몸에 좋은 음식을 챙겨 먹고 항상 운동을 하는 것이 조건이다. 그렇게 하면 평생 음식 중독이 함부로 들어올 수 없는 몸으로 살 수 있다.

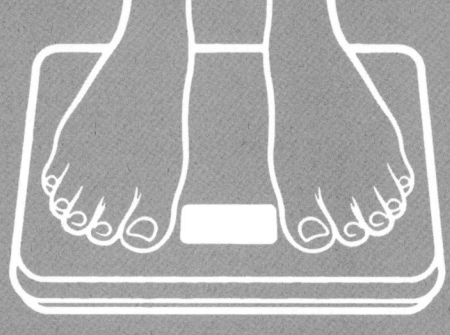

중독의 실체를 안다는 것

 원고를 쓰고 있는 동안에도 음식 중독과 관련된 새로운 뉴스와 정보는 계속해서 쏟아져 나오고 있었다. 여러 책을 뒤져봐도 속 시원히 음식 중독에 대한 해결책을 찾을 수 없어 답답했는데, 원고를 다 쓰고 처음부터 읽어 내려가다보니 과연 다른 책과 차별화된 내용을 담았는지 스스로에게 되묻게 된다. 내가 가진 지식과 경험을 충분히 녹아내겠다고 노력했지만 아쉬움이 남는다.

 책의 앞부분은 쉽게 풀어 쓴다고 애썼지만 독자들에게 너무 어려울 것 같고, 뒷부분은 구체적 실천 지침을 소개한다고 썼지만 뜬구름 잡는 얘기로 받아들이지 않을까 조심스럽다.

 오늘도 음식 중독에서 벗어나지 못해 자책감과 우울감에 빠져 나를 찾아오는 환자들을 보면서 전문가로서 처방해줄 수 있는 무기가 다양하지 못하다는 현실에 함께 고민하게 된다.

음식 중독에서 벗어나기 위해서는 중독의 실체를 정확하게 아는 것부터 시작해야 한다. 환자들과 만나는 짧은 진료 시간에는 이런 내용을 충분히 설명할 수 없어서 현실적인 어려움이 있었다. 처음에는 그동안 진료실에서 하고 싶었던 설명을 비롯, 가급적 많은 내용을 책에 담으려고 했지만 장황한 설명보다 구체적이고 꼭 필요한 해결책을 요구하는 독자들의 심정을 잘 알기에 꼭 필요한 내용만 담고자 첫 원고의 상당 부분을 과감하게 버렸다. 그럼에도 실천 지침에 있어서는 아직 부족함이 많다.

앞으로 독자들의 경험과 의견을 적극 받아들여 훨씬 알찬 내용으로 개정판을 낼 수 있다면 '첫술에 배부르랴'는 속담으로 위안을 삼고 '시작이 반이다'라는 생각으로 첫 출발에 의미를 부여할 수 있을 것 같다.

이 책을 출판할 수 있게 동기부여와 용기를 준 나의 환자들, 개인 블로그 이웃들 그리고 편집과 교정을 꼼꼼하게 해준 김영사 편집부에게 감사의 마음을 전한다.

박용우

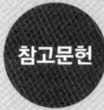

참고문헌

1 Keys, A., Brozek, J., Henschel, A., Mickelsen, O. & Taylor, H. L. (1950) The Biology of Human Starvation I-II University of Minnesota Press Minneapolis, MN.

2 Myron L. Glucksman, Jules Hirsch. The Response of Obese Patients to Weight Reduction III. The Perception of Body Size. Psychosomatic Medicine. 1969;31(1) : 1~7.
Rudolph L. Leibel, Jules Hirsch. Diminished energy requirements in reduced-obese patients. Metabolism 1984;33(2) : 164~170.

3 EAH Sims, ES Horton, LB Salans. Inducible Metabolic Abnormalities During Development of Obesity. Annual Review of Medicine. 1971;22 : 235~248.
Kolata, Gina. Rethinking Thin- The New Science of Weight Loss and the Myths and Realities of Dieting. St Martins Pr. 2008.

4 Pearcey SM, de Castro JM. Food intake and meal patterns of weight-stable and weight-gaining persons. Am J Clin Nutr. 2002 Jul;76(1) : 107~112.

5 Zhang Y, Proenca R, Maffei M, Barone M, Leopold L, Friedman JM. Positional cloning of the mouse obese gene and its human homologue. Nature 1994;372:425~432.

6 Heymsfield SB, Greenberg AS, Fujioka K, et al. Recombinant leptin for weight loss in obese and lean adults : a randomized, controlled, dose-escalation trial. JAMA 1999;282:1568~1575.

7 Byron J. Richards. Mastering leptin. 3rd Ed. Wellness Resources Books, 2009.

8 Valerie H. Taylor, Claire M. Curtis, and Caroline Davis. The obesity epidemic : the role of addiction CMAJ March 9, 2010 182 : 327~328.

9 STUNKARD AJ, GRACE WJ, WOLFF HG. The night-eating syndrome; a pattern of food intake among certain obese patients. Am J Med. 1955 Jul;19(1) : 78~86.

10 Paul M Johnson1, & Paul J Kenny. Dopamine D2 receptors in addiction-like reward dysfunction and compulsive eating in obese rats. Nature Neuroscience 2010; 13 : 635~641.

11 Nicholas V. DiPatrizio, Giuseppe Astarita, Gary Schwartz, Xiaosong Li, and Daniele Piomelli, "Endocannabinoid signal in the gut controls dietary fat intake", Proceedings of the National Academy of Sciences 2011;July 5, 2011.

12 Nedeltcheva AV, Kilkus JM, Imperial J, Schoeller DA, Penev PD. Insufficient sleep undermines dietary efforts to reduce adiposity. Ann Intern Med. 2010 Oct 5;153(7) : 435~441.

13 Stanhope KL, et al. Consuming fructose-sweetened, not glucose-sweetened, beverages increases visceral adiposity and lipids and decreases insulin sensitivity in overweight/obese humans. J Clin Invest. 2009 May;119(5) : 1322~1334.

14 Annika M. Felton, et al. Protein content of diets dictates the daily energy intake of a free-ranging primate. Behavioral Ecology 2009;20(4) : 685~690.

Reference
참고 문헌

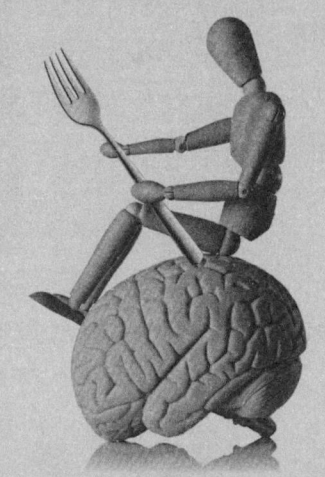

음식
중독